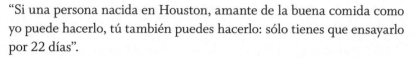

"Si una persona nacida en Houston, amante de la buena comida como yo puede hacerlo, tú también puedes hacerlo: sólo tienes que ensayarlo por 22 días".

—Beyoncé, del Prólogo

"Marco Borges encarna los valores esenciales de los cuales escribe en este libro. Lo que él describe aquí puede hacer una diferencia poderosa en tu salud y bienestar".

—Dr. Dear Ornish, de la Introducción

"La dieta y el ejercicio son las bases de una vida saludable y Marco entiende no sólo los beneficios científicos para el cuerpo humano, pero también cómo presentar la información de una forma accesible, manejable e inspiradora".

—Ryan Seacrest, presentador y productor de radio y televisión

"Una dieta basada en plantas puede cambiar tu vida. En *La revolución de 22 días* Marco Borges te mostrará las mejores comidas para tener una cintura delgada, un corazón fuerte y un cerebro sano".

—Neal Barnard, MD, presidente y fundador del
Physicians Committee for Responsible Medicine

MAY 2 7 2015

OTROS LIBROS POR MARCO BORGES:

Power Moves: The 4 Motions to Transform Your Body for Life

Withdrawn/ABCL

3 9075 04959956 3

La REVOLUCIÓN
de 22 DÍAS

El programa a base de plantas
que **TRANSFORMA** tu cuerpo, **REAJUSTA** tus hábitos,
y **CAMBIA** tu vida

MARCO BORGES

CON SANDRA BARK

UN LIBRO DE CELEBRA

Celebra
Publicado por Penguin Group
Penguin Group (USA) LLC, 375 Hudson Street,
Nueva York, Nueva York 10014

Estados Unidos | Canadá | Reino Unido | Irlanda | Australia | Nueva Zelanda | India | Sudáfrica |
China
penguin.com
Una compañía Penguin Random House

Primera edición: Celebra,
una división de Penguin Group (USA) LLC

Primera impresión: abril 2015

Copyright © Marco Borges, 2015
Copyright del prólogo © Beyoncé Knowles Carter, 2015
Copyright de la introducción © Dr. Dean Ornish, 2015
Penguin respalda los derechos de autor. Los derechos de autor impulsan la creatividad, fomentan
voces diversas, promueven la libertad de expresión y crean una cultura viva. Gracias por comprar
una edición autorizada de este libro y por respetar las leyes de derechos de autor al no reproducir,
escanear o distribuir parte alguna de este libro en cualquier forma y sin autorización. Así, usted
respalda a los autores y permite que Penguin continúe publicando libros para todos los lectores.

Las ilustraciones que acompañan el régime de ejercicios y las comidas energéticas: Nicole
Hitchens
Fotografía para las proteínas a base de plantas: Ben Coppelman
Inserto fotográfico: Concepto y fotografía por Ben Coppelman
Estilismo de fotografía: Arlene Delgado y Ben Coppelman
CELEBRA y su logotipo son marcas registradas de Penguin Group (USA) LLC.

SPANISH-LANGUAGE EDITION ISBN: 978-0-451-47485-8

THE LIBRARY OF CONGRESS HAS CATALOGED THE ENGLISH-LANGUAGE EDITION OF THIS TITLE AS FOLLOWS:
Borges, Marco
La revolución de 22 días: El programa a base de plantas que transforma tu cuerpo, reajusta tus
hábitos, y cambia tu vida/ Marco Borges con Sandra Bark.
ISBN 978-0-451-47484-1 (rustica)
Vegetarianismo 2. Dieta I. Bark, Sandra, II. Título III. Título: La revolución de 22 día.

Impreso en los Estados Unidos de América

Tipografía: Whitman
Diseño por Pauline Neuwirth

NOTA DEL EDITOR
Se ha hecho todo lo posible para que la información contenida en este libro sea completa y exacta.
Sin embargo, ni el editor ni el autor se dedica a prestar asesoría o servicios profesionales para el
lector individual. Las ideas, los procedimientos y las sugerencias contenidas en este libro no
intentan ser un sustituto para la consulta con su médico. Todas las cuestiones relativas a su salud
requieren supervisión médica. Ni el autor ni el editor serán sujeto o responsable de cualquier
pérdida o daño supuestamente derivada de cualquier información o sugerencia en este libro. Las
opiniones expresadas en este libro representan las opiniones personales de sus autores y no de la
editorial

Las recetas de este libro deben ser preparadas tal como están escritas. El editor no se hace
responsable de problemas alergénicos o de salud que usted pueda tener y que puedan requerir de
supervisión médica. El editor no es responsable de ninguna reacción adversa a las recetas
contenidas en este libro.

Quisiera dedicar este libro a mi esposa Marilyn, mi compañera y mi mejor amiga por su amor y su apoyo constante. Y a mis hijos, Marco Jr., Mateo y Maximo, por ser el Sol y la Luna en mi vida.

CONTENIDO

PRIMERA PARTE

CAMBIA TUS HÁBITOS, CAMBIA TU VIDA:
¿Por qué La revolución de 22 días es tan eficaz?

SEGUNDA PARTE

PREPÁRATE:
Prográmate para el éxito

TERCERA PARTE

¡VAMOS!:
22 días de revolución en los planes de alimentación

CUARTA PARTE

POTENCIA TU REVOLUCIÓN:
Haz que el programa funcione para ti

QUINTA PARTE

REVOLUCIÓN PARA LA VIDA:

Recetas y motivación para el día 23 y más allá

PRÓLOGO

por BEYONCÉ

NACÍ Y CRECÍ EN HOUSTON, y si hay una cosa que nos encanta en Texas es la buena comida. La comida siempre ha sido muy importante para mi familia y jugó un papel trascendental en mi educación. Celebrábamos, establecíamos vínculos, nos compadecíamos, y nos amábamos a través de los alimentos, y no necesariamente se trataba de los alimentos más saludables. Los favoritos de mi ciudad eran el pollo frito, los tacos fajita, hamburguesas a la barbacoa, las costillas a la barbacoa, el camarón frito y los sándwiches Po' boy. Mientras crecía, yo siempre estaba en movimiento, no siempre tomaba las decisiones correctas con respecto a la comida, y pude haber desarrollado incluso algunos hábitos que, silenciosos, estaban saboteando mi salud a medida que me iba haciendo mayor.

Después de tener a mi hija, hice un esfuerzo consciente para recuperar el control de mi salud y de mi cuerpo. Pero no quería hacer una dieta de choque. Me había convertido en madre. Necesitaba cambiar mis costumbres y darle un ejemplo a mi hija. Entonces recurrí a nadie más que a Marco Borges, mi buen amigo y confidente en materia de acondicionamiento y nutrición. He trabajado con él durante años para mantenerme en el camino, motivada, y llevar la delantera en asuntos de salud. Sin embargo, a pesar de que sigo y confío en sus consejos, cuando lo oía hablar de los increíbles beneficios de un estilo de vida a base de plantas, me parecía que sonaba imposible. Me encantaba experimentar esos beneficios y, aunque puedo incorporar esos buenos alimentos en mi vida, yo sabía que nunca podía comer de esa manera. Me gusta demasiado la comida. Tenía que suceder algo para que yo aceptara esto. Tenía que estar lista.

Un año más tarde (alrededor de noviembre de 2013) mi marido y yo decidimos que queríamos ensayar con Marco una dieta completamente a base de plantas. Yo había perdido mi peso del embarazo con su ayuda, por medio de un programa de ejercicio y nutrición, y estaba lista para otro desafío. Decidí que quería tomar un papel más activo en mi salud y, luego de conocer todas las ventajas asombrosas, sabía que este era el camino indicado. Estaba lista.

Y entonces comenzó el viaje que me ayudó a estar en la mejor forma de mi vida. Yo no sabía los efectos que tendría esto a largo plazo. Pensé, al igual que con la mayoría de las dietas, que me sentiría privada y detestaría la comida, que me iba a perder la oportunidad de ir a restaurantes y celebraciones, que iba a tener dolores de cabeza y estar irritable, etc. Yo estaba equivocada acerca de todo eso. Tardé un par de días en adaptarme, pero lo que descubrí fue mas energía, mejor sueño, pérdida de peso, mejora en la digestión, claridad y una sensación increíblemente positiva con respecto a mis acciones y los efectos que esto tendría en las personas que me rodean y en el medio ambiente. No podía creer lo mucho que podemos controlar nuestra salud con los alimentos. Y, que todavía me *pudiera* encantar la comida, pero que esta vez me encantara de nuevo (como los tacos de nueces que encontrarán aquí, ¡oh!). Celebramos incluso el cumpleaños de mi marido con una fiesta completamente vegana. Todavía puedo ver la reacción en los rostros de nuestros amigos y amigas. Algunos estaban muy emocionados mientras que otros tenían algunas reservas, pero al final todos disfrutamos inmensamente. Mi mayor descubrimiento fue que yo me beneficiaría del mejor regalo que podía darme a mí misma y a mi familia: mi salud.

Estoy compartiendo mi experiencia porque quiero lo mejor para todos y me gustaría que alguien que piense que esto no es para él o ella, ya sea que puedan conocer o no los beneficios increíbles, que *pueden* hacerlo. Tú te mereces darte a ti mismo la mejor vida que puedas. El empoderamiento empieza contigo y con tus decisiones. Puedes controlar la calidad de tu vida con los alimentos que consumes. La verdad es que si una persona nacida en Houston, amante de la buena comida como yo puede hacerlo, tú también puedes hacerlo: sólo tienes que ensayarlo por 22 días.

—Beyoncé

INTRODUCCIÓN

DOY LA BIENVENIDA A ESTA oportunidad de escribir la introducción a este importante libro, ya que la conciencia es el primer paso en la curación.

Durante casi cuatro décadas, mis colegas y yo en el Instituto de Investigación de Medicina Preventiva y en la Universidad de California en San Francisco —una organización sin fines de lucro— hemos llevado a cabo investigaciones clínicas que demuestran los muchos beneficios de los cambios integrales en el estilo de vida. Estos incluyen:

- una dieta basada en plantas y alimentos enteros (naturalmente bajos en grasa y en carbohidratos refinados) como la que se describe en este libro;
- técnicas de control del estrés (incluyendo yoga y meditación);
- ejercicio moderado (como caminar); y
- apoyo social y comunitario (amor e intimidad).

En pocas palabras, comer bien, moverse más, menos estrés, y amar más.

Mucha gente tiende a pensar que los avances de la medicina son caros y de alta tecnología, como por ejemplo, un nuevo medicamento, láser o procedimiento quirúrgico. A menudo tenemos dificultades para creer que algo tan simple como los cambios integrales en el estilo de vida pueden hacer una poderosa diferencia en nuestras vidas, pero lo cierto es que a menudo lo hacen.

En nuestra investigación, hemos utilizado recursos costosos y de alta tecnología para demostrar el poder de estas intervenciones, sencillas, de baja tecnología y de bajo costo. Estos ensayos controlados y aleatorios, y otros estudios han sido publicados en las principales revistas médicas y científicas revisadas por expertos.

Además de *prevenir* muchas enfermedades crónicas, estos cambios integrales en el estilo de vida pueden *revertir* a menudo la progresión de estas enfermedades.

Hemos demostrado, por primera vez, que sólo con los cambios en el estilo de vida se puede revertir incluso la progresión de la enfermedad coronaria grave. Se presentó incluso una mayor reversión después de cinco años que después de un año, y 2,5 veces menos eventos cardiacos. También encontramos que estos cambios en el estilo de vida pueden revertir la diabetes tipo 2 y pueden ralentizar, detener o incluso revertir la progresión del cáncer de próstata en etapa temprana.

Cambiar tu estilo de vida realmente cambia tus genes —activando genes que te mantienen sano y desactivando los genes que promueven la enfermedad cardíaca, el cáncer de próstata, el cáncer de mama y la diabetes— más de quinientos genes en solo tres meses. Las personas suelen decir, "Ah, todo está en mis genes. No hay mucho que yo pueda hacer al respecto". Pero sí puedes. Saber que el cambio en el estilo de vida transforma nuestros genes es a menudo muy motivador, no para echarnos culpas, sino para empoderarnos. Nuestros genes son una predisposición, pero no son nuestro destino.

Nuestra última investigación encontró que estos cambios en la dieta y en el estilo de vida pueden incluso alargar los telómeros, los extremos de los cromosomas que controlan el envejecimiento. A medida que tus telómeros se hacen más largos, tu vida se hace más larga. Este fue el primer estudio controlado en mostrar que cualquier intervención puede comenzar a revertir el envejecimiento a nivel celular mediante el alargamiento de los telómeros. Y mientras más personas siguieron estas recomendaciones en el estilo de vida, más largos se hicieron sus telómeros.

Este es un enfoque diferente a la medicina personalizada. No es que hubiera una serie de recomendaciones dietéticas para revertir la enfermedad cardíaca, una diferente para revertir la diabetes, y otra para cambiar tus genes o alargar tus telómeros. En todos nuestros estudios, se les pidió a las personas consumir alimentos enteros y seguir una dieta basada en plantas como la que se describe en este libro. Es como si tu cuerpo supiera cómo personalizar la medicina que necesita si le das las materias primas adecuadas en tu dieta y estilo de vida.

No es todo o nada. En todos nuestros estudios, encontramos que mientras más personas cambiaron sus dietas y estilos de vida, más mejoraron y mejor se sintieron, a cualquier edad. Si un día te das gusto con la comida, come más sano la próxima vez.

Estos cambios en el estilo de vida son parte de la tendencia de mayor influencia en la medicina actual, lo que se conoce como "estilo de vida medicina", que es el estilo de vida como *tratamiento* y como prevención.

Y lo que es bueno para ti es bueno para nuestro planeta. En la medida en que hagamos la transición hacia alimentos enteros y a una dieta basada en plantas, no solo hacemos una diferencia en nuestras propias vidas, sino que también hacemos una diferencia en las vidas de muchos otros en todo el mundo.

Las crisis en el calentamiento global, los costos de atención de salud, y los recursos energéticos pueden resultar abrumadoras: "¿Qué puedo hacer yo como persona para hacer una diferencia?". Esto puede conducir a la inacción, a la depresión, e incluso al nihilismo.

Sin embargo, cuando nos damos cuenta de que algo tan primordial como lo que elegimos llevarnos a la boca cada día hace una diferencia en todas estas tres crisis, esto nos da poder, y le confiere un significado a estas elecciones. Si es significativo, entonces es sostenible y una vida significativa es una vida más larga.

LA CRISIS DE LA SALUD

Más del 75 por ciento de los 2,8 billones de dólares en costos anuales de los Estados Unidos para la atención de la salud (en su mayoría costos de atención de enfermos) son enfermedades crónicas que a menudo se pueden prevenir e incluso revertir con una dieta basada en plantas, a una fracción del costo.

Por ejemplo, en la Investigación Prospectiva Europea sobre Cáncer y Nutrición (EPIC, por sus siglas en inglés), los pacientes que siguieron los principios dietéticos saludables (bajo consumo de carne y alto consumo de frutas, vegetales y pan integral), que nunca fumaban, no tenían sobrepeso, y hacían por lo menos treinta minutos al día de actividad física, tuvieron un riesgo general 78 por ciento menor de desarrollar una enfermedad crónica. Esto incluyó un 93 por ciento menos de riesgo de diabetes, un riesgo 81 por ciento menor de ataques al corazón, una reducción del 50 por ciento en el riesgo de accidente cerebrovascular, y una reducción general del 36 por ciento en el riesgo de cáncer, en comparación con los participantes sin estos factores saludables.

Otro estudio reciente de más de veinte mil hombres, encontró que aquellos que no tenían mucha grasa abdominal y que seguían una dieta saludable, no fumaban, y se ejercitaban moderadamente, redujeron su riesgo de un ataque al corazón en un 80 por ciento.

No se trata simplemente de bajo en grasas versus bajo en carbohidratos. Un nuevo estudio encontró que la proteína animal aumenta dramáticamente el riesgo de muerte prematura, independiente de la grasa y de los carbohidratos. En un estudio de más de seis mil personas, quienes tenían entre cincuenta y sesenta y cinco años, y que reportaron seguir dietas altas en proteína animal, tuvieron un aumento del 75 por ciento en la mortalidad general, un aumento del 400 por ciento en muertes por cáncer, y un aumento del 500 por ciento en diabetes tipo 2 durante los dieciocho años siguientes.

Al mismo tiempo que el poder de los cambios integrales en el estilo de vida se está haciendo más bien documentado, las limitaciones de la medicina de alta tecnología son cada vez más claras.

Por ejemplo, los ensayos controlados aleatorios han demostrado que las angioplastias, las endoprótesis, y la cirugía de bypass coronario no prolongan la vida ni previenen ataques al corazón en los pacientes más estables. Solo una de cada cuarenta y nueve personas con niveles de cáncer de próstata en fase inicial y niveles de PSA inferiores a diez puede beneficiarse de la cirugía o la radiación. Además, la diabetes tipo 2 y la prediabetes son pandémicas, afectando a casi la mitad de los estadounidenses; sin embargo, los tratamientos con medicamentos para reducir el azúcar en la sangre no previenen las complicaciones de la diabetes casi tan bien como reducen el azúcar en la sangre con la dieta y el estilo de vida. United Health Care estima que si las tendencias actuales continúan, los costos de la diabetes tipo 2 serán de 3,3 *billones* de dólares en 2020, lo que claramente no es sostenible.

El estilo de vida medicina es rentable, así como médicamente efectivo. Nuestra investigación ha demostrado que cuando los cambios integrales en el estilo de vida se ofrecen como *tratamiento* (y no sólo como prevención), se producen importantes ahorros de costos en el primer año debido a que los mecanismos biológicos que controlan nuestra salud y el bienestar son muy dinámicos.

Por ejemplo, Highmark Blue Cross Blue Shield —una compañía nacional de salud y bienestar—, encontró que los costos generales de atención de salud se redujeron en un 50 por ciento en el primer año en que las personas con enfermedades del corazón o con factores de riesgo siguieron nuestro programa de estilo de vida en veinticuatro hospitales y clínicas en Virginia Occidental, Pensilvania, y Nebraska. En los pacientes que gastaron más de 25.000 dólares en la atención de salud en el año anterior, los costos se redujeron en un 400 por ciento al año siguiente. En otro estudio, Mutual of Omaha encontró que ahorraron 30.000 dólares por paciente en el primer año en las personas que siguieron nuestro programa de estilo de vida.

Debido a estos resultados, estamos agradecidos de que Medicare comenzara a cubrir nuestro programa de estilo de vida medicina en el año 2010. Si es reembolsable, es sostenible. (Para más información, por favor visite la página www.ornish.com.)

LA CRISIS DEL CALENTAMIENTO GLOBAL

Muchas personas se sorprenden al saber que la agroindustria de animales genera más gases de efecto invernadero que todas las formas combinadas de transporte. El sector ganadero genera más gases de efecto invernadero que toda la cadena de transporte global, medidos en equivalente de dióxido de carbono (18 por ciento frente a 13,5 por ciento). Las estimaciones más recientes indican que estas cifras son aún más altas, que el ganado y sus subproductos pueden producir realmente más del 50 por ciento de las emisiones anuales mundiales de gases de invernadero (al menos 32.600 millones de toneladas de dióxido de carbono por año).

También es responsable del 37 por ciento de todo el metano de origen humano, lo cual es veinte y tres veces más tóxico para la capa de ozono que el dióxido de carbono, y genera también el 65 por ciento del óxido nitroso de origen humano, que tiene 296 veces más potencial de calentamiento global que el dióxido de carbono. El óxido nitroso y el metano provienen en su mayoría de estiércol, y cincuenta y seis mil millones de "animales para consumo humano" producen una gran cantidad de estiércol cada día.

Además, el ganado utiliza actualmente el 30 por ciento de toda la superficie terrestre del planeta, sobre todo en pastos permanentes, pero incluye también el 33 por ciento de la tierra cultivable del mundo para producir alimentos para ellos. Como los bosques son talados para crear nuevos pastos para el ganado, esto es un importante motor de la deforestación: un 70 por ciento de la selva del Amazonas ha sido sacrificada al pastoreo.

LA CRISIS ENERGÉTICA

Más de la mitad de los granos de Estados Unidos y casi el 40 por ciento de los granos del mundo se dedican para alimentar al ganado en lugar de ser consumidos directamente por los seres humanos. En los Estados Unidos hay más de ocho mil millones de animales de granja; estos animales comen alrededor de siete veces más granos que los consumidos directamente por la totalidad de la población de Estados Unidos.

Producir un kilo de carne fresca de res requiere unos trece kilogramos de granos y treinta kilogramos de forraje. Esta gran cantidad de granos y forraje requiere un total de 43.000 litros de agua.

Así, en la medida en que elegimos seguir una dieta basada en plantas, liberamos enormes cantidades de recursos que pueden beneficiar a muchos otros, así como a nosotros mismos. Esto me parece muy significativo. Y cuando podemos actuar con más compasión, esto también ayuda a nuestro corazón.

Siempre estamos tomando decisiones en nuestras vidas. Si lo que ganamos es superior a aquello a lo que renunciamos, entonces es sostenible. Debido a que estos mecanismos biológicos subyacentes son tan dinámicos, si comes y vives de esta manera por sólo 22 días, es muy probable que te sientas mucho mejor, y tan rápidamente, que encontrarás que estas son opciones que valen la pena hacer, no a partir del miedo a morir, sino a partir de la alegría de vivir.

Por todas estas razones y más, este es el libro adecuado en el momento adecuado. Y puede ayudar a transformar tu vida para mejor.

Marco Borges encarna los valores esenciales de los cuales escribe en este libro. Lo que él describe aquí puede hacer una diferencia poderosa en tu salud y bienestar.

El Estudio de los Profesionales de Salud de Harvard y el Estudio de Salud de las Enfermeras de Harvard dieron seguimiento a más de treinta y siete mil hombres y ochenta y tres mil mujeres por casi tres millones de años-persona. Ellos encontraron que el consumo de carne roja procesada y sin procesar se asocia con un mayor riesgo de mortalidad prematura por todas las causas, así como de enfermedades cardiovasculares, cáncer y diabetes tipo 2.

Y no son sólo las arterias de tu corazón las que se obstruyen con una dieta rica en carnes rojas. La disfunción eréctil —la impotencia—, es *significativamente* mayor en los consumidores de carne. En los hombres entre cuarenta y setenta años, más de la *mitad* reportaron problemas con la disfunción eréctil.

Buenas noticias: según el Massachusetts Male Aging Study (Estudio de Envejecimiento Masculino de Massachusetts), seguir una dieta rica en frutas, vegetales, granos integrales y pescado —con menos carnes rojas y procesadas, y menos granos refinados— disminuyó significativamente la probabilidad de impotencia.

No es todo o nada. Comienza con un lunes sin carne (o martes o miércoles). En la medida en que te muevas en esta dirección, habrá un beneficio correspondiente.

Te verás y sentirás mejor, tendrás una vida sexual más apasionante y un planeta más frío.

Ahora: *eso* es sostenible.

Dean Ornish, M. D.

Fundador y Presidente del Instituto de Investigación de Medicina Preventiva, Profesor Clínico de Medicina de la Universidad de California en San Francisco, y autor de *The Spectrum* y *Dr. Dean Ornish's Program for Reversing Heart Disease*. Para más información, visite la página www.ornish.com

EL MANIFIESTO DE LOS 22 DÍAS

CREEMOS que el éxito es un subproducto del esfuerzo
y de la consistencia.

▪

CREEMOS que debes vivir la vida que quieres,
no solo la que tienes.

▪

CREEMOS que tenemos el poder de efectuar cambios.

▪

CREEMOS en nosotros mismos.

▪

PRIMERA PARTE

CAMBIA TUS HÁBITOS, CAMBIA TU VIDA:

¿Por qué La revolución de 22 días es tan eficaz?

∎

1

BIENVENIDO A LA REVOLUCIÓN DE 22 DÍAS

SI QUIERES CAMBIAR TU SALUD y hacer esos cambios permanentes comenzando en este mismo instante, puedes hacerlo. ¿Cómo? Empieza a comer plantas.[1] Y con esto me refiero a una dieta basada en comidas íntegras, a base de plantas, como tacos de nueces, ceviche de vegetales, pimientos rellenos de quinua, avena con bananos y arándanos y pudín de chía. Entonces dondequiera que veas "come plantas", quiero que pienses en comidas deliciosas y vivas que te harán sentir y lucir increíble, e inspirarán lo mejor que hay en ti.

Comer plantas es la forma más poderosa, más eficaz y más sencilla de ser más saludable. Si quieres perder peso, si quieres estar más en forma y ser más fuerte que nunca, debes comer más plantas. La obesidad, las enfermedades cardíacas, la diabetes; todas estas enfermedades son el resultado de consumir una cantidad excesiva de alimentos inadecuados.

Si comes con frecuencia alimentos procesados, desde cereales con azúcar añadido a carnes preservadas con conservantes, es probable que estés consumiendo demasiadas calorías, y no suficientes vitaminas y minerales, y creando una situación en la que tu cuerpo no puede dejar de ganar peso y finalmente, enfermarse.

---

[1] Cuando digo "en este mismo instante", lo digo en serio. Anda y come un buen pedazo de fruta o parte un aguacate antes de leer una palabra más. ¿Lo ves? ¡Ya empezaste!

Una dieta a base de plantas te ayudará a perder peso y a no recuperarlo; ofrece una enorme cantidad de energía diaria, y previene problemas de salud a largo plazo, como la enfermedad cardiaca y la hipertensión arterial. Una dieta a base de plantas es la respuesta a algunos de los principales problemas que afectan a nuestro país, desde estas enfermedades cada vez más comunes al deterioro lento y constante del medio ambiente. "Comer plantas" es un mantra según el cual vivo, y lo predico adondequiera que vaya —a mi familia, amigos y clientes—, porque creo que es la cosa más importante que podemos hacer para cuidarnos a nosotros mismos y al planeta en el que vivimos.

Durante los veinte años que he ayudado a mis clientes a bajar de peso y a recuperar su salud, he aprendido de primera mano que la dieta es la herramienta más importante que tenemos, y que una dieta a base de plantas es la mejor manera de lograr la vitalidad y la longevidad, y de tener el mejor cuerpo de tu vida.

¿POR QUÉ ES MEJOR COMER PLANTAS?

▶ **LAS PLANTAS TE AYUDAN A PERDER PESO.**
A medida que tu paladar se adapta a los alimentos naturales y enteros que estás comiendo, los antojos de alimentos procesados y azucarados desaparecen.

▶ **LAS PLANTAS AUMENTAN TU ENERGÍA.**
Al comer una gran cantidad de frutas y vegetales frescos, tu cuerpo estará repleto de vitaminas y minerales. Y al no gastar energía en digerir alimentos excesivamente procesados, tu cuerpo puede centrarse en la reparación y la renovación celular.

▶ **LAS PLANTAS MEJORAN TU SALUD A LARGO PLAZO.**
Como verás en los próximos capítulos, una dieta a base de plantas puede ayudar a revertir la enfermedad cardíaca, la diabetes, la hipertensión, la obesidad y otras enfermedades que son causadas por el consumo de alimentos malsanos, poco saludables y procesados.

Puede sonar drástico, pero una dieta a base de plantas es en realidad una de las formas más comunes de comer. De hecho, en todo el mundo, se estima que cuatro mil millones de personas siguen una dieta principalmente a base de plantas, mientras que sólo alrededor de dos mil millones de personas siguen una dieta principalmente a base de carne.[2] Los lugares en los que las dietas vegetarianas y a base de plantas son más populares, tienen niveles mucho más bajos de problemas de salud —como presión arterial alta y enfermedades del corazón— que en los países occidentales. Por ejemplo, India, un país que tiene la segunda mayor población del mundo —¡más de 1,2 mil millones de personas!— tiene quinientos millones de vegetarianos. Lo que *es* radical es nuestro estilo occidental de comer carne, productos lácteos, huevos y alimentos procesados. Las cinturas de los estadounidenses, la salud, e incluso el medio ambiente, están pagando el precio.

Cada vez que los clientes acuden a mí con el deseo —la necesidad— de bajar de peso y recuperar el control de sus vidas, les enseño cómo incorporar más plantas en su dieta y a eliminar los alimentos excesivamente procesados que poco a poco están envenenando sus cuerpos. Con una verdadera dieta a base de plantas, puedo ayudar a mis clientes a bajar de diez a cien libras y a transformar radicalmente su salud en general. En cuestión de días y semanas, cada uno de ellos experimenta de primera mano beneficios increíbles, como ver desaparecer esas libras de más, mientras se catapultan a sí mismos a un mundo de energía y de vitalidad, revirtiendo al mismo tiempo las enfermedades y mejorando el perfil de su salud.

El mayor obstáculo que debo ayudarles a superar primero es la idea de que es imposible que renuncien a la carne y a los productos de origen animal. ¡¿No comer tocino?! ¡¿No comer queso?! Sí. Al renunciar a lo que consideras que son los componentes esenciales (y agradables) de tu dieta, ganarás mucho más. Consumir plantas con frecuencia y descubrir lo deliciosos que son los alimentos a base de plantas, creará vías cerebrales que respaldarán tus nuevos y mejores hábitos. A medida que te acostumbras más a comer plantas y comienzas a sentir realmente los beneficios, tus nuevos hábitos serán algo natural, y pronto podría parecer difícil imaginar que alguna vez hubieras comido de un modo diferente.

---

[2] *The American Journal of Clinical Nutrition*, http://ajcn.nutrition.org/content/78/3/660S., accedido el 13 de octubre de 2014.

El programa de La revolución de 22 días es un programa intensivo de 22 días desarrollado para restablecer tu cuerpo y tu mente. Pondrá tu cuerpo en marcha, para que puedas recuperar la salud y perder el exceso de peso. Será un desafío, pero a medida que tu cuerpo se adapte a las porciones correctas, aprenderás lo que se siente estando al 80 por ciento de llenura. Si llevas muchos años comiendo en exceso, o tienes más de cincuenta libras de sobrepeso, las porciones descritas en el programa de 22 días te parecerán pequeñas. Es por eso que el plan permite refrigerios saludables según sea necesario. Si te estás embarcando en este programa por sus innumerables beneficios para la salud y no para perder peso, es probable entonces que las porciones estén mucho más en línea con lo que estás consumiendo actualmente. Este programa consiste en cambiar; crear nuevos hábitos y romper con los que ya no están funcionando para ti. Aprender que puedes transformar por completo la manera como vives y te sientes en una cantidad tan corta y manejable de tiempo, es realmente empoderador.

Al combinar los beneficios de una alimentación a base de plantas con los avances en la ciencia acerca de la formación y el desarrollo de hábitos, he desarrollado un programa que, durante 22 días, inicia a las personas a comer plantas, y simultáneamente reajusta sus hábitos de una manera que hace que una alimentación a base de plantas sea más sostenible a largo plazo.

Muchas personas comienzan programas de alimentación saludables; pero no muchas logran hacer que esos cambios sean permanentes. El objetivo de La revolución de 22 días es hacer que pases más allá del punto donde fallan la mayoría de las dietas y puedas crear un cambio duradero. Cuando estaba estudiando sicología, descubrí que algunos sicólogos creen que tardamos 21 días para crear o romper con un hábito. El cerebro humano es una máquina increíble que se puede volver a reconfigurar a sí misma con el paso del tiempo. Cuanto más a menudo te involucres en un comportamiento específico, tu cerebro creará más vías para respaldar ese comportamiento. Los científicos le llaman a esto la neuroplasticidad: la capacidad de tu cerebro para "cambiar sus conexiones y el comportamiento en respuesta a nueva información, estimulación sensorial, desarrollo, daño o disfunción".[3]

---

[3] http://www.britannica.com/EBchecked/topic/410552/neuroplasticidad, accedido el 18 de agosto de 2014.

Desafíate a ti misma para introducir hábitos nuevos y más saludables durante 21 días, y el día 22, surgirás como una versión mejorada de ti misma. Si puedes hacerlo durante tres semanas, ¡puedes hacerlo para siempre!

Atrás quedarán los días de las dietas yo-yo, el constante estado de desdicha, donde alternas de manera consistente entre comer demasiado, sentirte demasiado lleno y aumentar de peso, a seguir una dieta estricta y sentirte infeliz. En su lugar, te sentirás energizado inmediatamente, y con el tiempo, los beneficios te sorprenderán por completo.

La revolución de 22 días te dará las herramientas para tomar el control de tu vida y de tu cuerpo, y para aprender a comer de una manera que te empodera en lugar de frenarte. En tres semanas a partir de ahora, podrías estar empezando a experimentar una manera completamente nueva de vivir en el mundo, una que te hará sentir feliz.

Y ya tienes el mapa en tus manos.

Este programa es una guía para perder peso y ganar salud, aprendiendo a comer plantas.

- Es un manual para el cambio de hábitos, por lo que puedes desarrollar una conciencia de las reacciones inconscientes que están arruinando tu salud y haciéndote subir de peso.
- Son 22 días de menús que te introducirán a sabores frescos mientras aprendes nuevos hábitos que te harán sano y fuerte.
- Es un camino de descubrimiento, mientras comprendes que es posible que te encanten los alimentos y perder peso al mismo tiempo, sin sentir culpa.
- Es una introducción a la verdadera sensación de llenura, a sentirte bien después de las comidas, que puedes experimentar sólo cuando aprendes a comer con moderación.
- Es un libro de cocina que te mostrará formas sencillas y simplemente deliciosas de preparar y disfrutar de todos los placeres vibrantes de la naturaleza.

Si estás buscando una manera de perder peso, de recuperar tu salud y de sentirte completamente bien contigo mismo, es posible. Si quieres darte a ti mismo lo que necesitas para tener un resplandor interior y exterior que lleva a todas las personas que te conocen a decir: "¿Qué estás haciendo? ¡Algo en ti es diferente!", tú puedes hacerlo. ¡La comida importa! Y seguir una dieta a base de plantas te ayudará a perder peso, a sentirte mejor, y a resplandecer positivamente con una buena salud. Simple y llanamente: lograrás resultados.

En todo el país, la gente está asumiendo el reto: pasa 22 días con una dieta a base de plantas y mira lo que hará por ti. ¿Estás listo para unirte a nosotros? Si estás leyendo este libro, sospecho que la respuesta es sí.

Establece tus metas y crea una hoja de ruta para el éxito. ¿Cuáles son tus metas personales? ¿Quieres bajar de peso? ¿Quieres cambiar tu perfil de salud de modo que puedas asistir a la graduación de tu hijo en quince años? ¿Quieres revertir las enfermedades cardíacas, tener más energía, y animar a tu familia a ser más saludable? Sé consciente y claro acerca de tus objetivos, y considera la posibilidad de escribirlos de modo que tengas la inspiración durante los días difíciles, y que sea un recordatorio de lo que te propusiste hacer para poder apreciar tu progreso a medida que avanzas en el programa.

En sólo 22 días, puedes cambiar la forma en que te sientes con respecto a ti mismo, con respecto al mundo, y cómo te sientes todos y cada uno de los días de tu vida.

UN CAMBIO SIMPLE, Y UNOS RESULTADOS INCREÍBLES

Cada vez que un cliente asume el reto, recibo un correo electrónico acerca de cómo he cambiado su vida, de lo emocionado que está de invitar a sus amigos y familiares a asumir el reto, y siempre saco el tiempo para apreciar lo afortunado que soy de poder ayudar a otras personas a sentirse lo mejor posible. Pero a veces recibo testimonios que me frenan en seco; el tipo de mensajes que refuerzan todas las razones de mi plan, y por qué hago lo que hago para ganarme la vida. Nunca olvidaré el día en que mi querido amigo Raymond me llamó y me dijo que estaba dispuesto a cambiar su vida y comenzar su revolución de 22 días.

Raymond y yo habíamos sido amigos durante años, y yo había estado viendo cómo sus hábitos le estaban haciendo daño. Él tiene dos hermosos hijos, una esposa increíble, y una carrera gratificante. Pero sus hábitos alimenticios estaban empeorando, y su peso, que siempre había fluctuado, estaba subiendo y bajando. Raymond estaba en una espiral descendente. Cuando hablamos de ello, Raymond admitió que se maltrataba a sí mismo una y otra vez, pero por alguna razón no podía detenerse, sobre todo a largo plazo. Comenzaba una dieta y perdía un poco de peso, pero se aprovechaba de las pequeñas victorias y finalmente terminaba ganando más peso del que tenía inicialmente. Él no encontraba una explicación y se sentía impotente con respecto a sus auto-proclamados "hábitos irresponsables y destructivos".

Yo lo animaba a ser más consciente de sus hábitos alimenticios. Él lo intentaba, pero siempre terminaba volviendo a sus comportamientos habituales y poco saludables. Raymond es el tipo de persona que hace todo al máximo; piensa en grande, trabaja duro, y disfruta de la vida al máximo. Sin embargo, lo que él consideraba "disfrutar de la vida" significaba con mucha frecuencia comidas largas y decadentes —por lo general en restaurantes o en fiestas privadas— y más a menudo acompañadas de "buen vino". Para él, la dieta era una privación que implicaba dejar de disfrutar de sí mismo. Lo que él no entendía realmente era que aunque le iba tan bien en todos los demás aspectos de su vida, estaba utilizando sus éxitos en esas áreas para justificar sus malos hábitos en materia de salud, y que estos hábitos lo estaban matando lentamente. Al ver las cosas desde afuera, no tenía sentido para mí que él no asumiera el control de su salud, y me dolía verlo descuidarse a sí mismo.

Yo le decía:

—Raymond, estamos hablando de tu vida. ¿Por qué no diriges tu éxito también a tu salud?

Y Raymond respondía:

—Ya sé... En realidad estoy comiendo mejor. Antes era peor. Lo estoy haciendo.

Pero tan pronto perdía un poco de peso, se sentía cómodo, y lo ganaba de nuevo... y después subía unas pocas libras más.

Pasó el tiempo y nada cambió, porque no había ningún cambio de hábito, ni un mapa para el éxito. ¡El éxito requiere de un plan! Si realmente quieres cambiar, necesitas mirarte de manera consciente en el espejo y decir: "Puedo ser una mejor versión de mí mismo, y es así".

Cuando Raymond se miraba en el espejo, como lo expresa él, estaba en negación. Veía a un tipo grande y era duro consigo mismo, prometía cambiar ese día, pero cuando ciertas ropas ocultaban lo grande que se sentía, ignoraba su insatisfacción con sus hábitos predeterminados. Empezó a creer en esa imagen del espejo: creía que solo necesitaba aceptar su aspecto. Se dijo a sí mismo que simplemente era un "tipo grande".

Pero Raymond era realmente un hombre delgado que tenía alrededor de cincuenta libras de sobrepeso. Era muy fácil para mí, que tengo experiencia con la fisiología, que he visto personas transformarse a sí mismas al cambiar sus hábitos alimenticios y aumentar su nivel de acondicionamiento, ver al verdadero Raymond. El Raymond que yo me imaginaba era delgado y atlético. El Raymond que yo podía ver dentro de su peso normal era un tipo esbelto que se sentía orgulloso de su aspecto.

Pero Raymond ya no podía ver lo que yo veía. Él podía ver su potencial, recordando cómo se sentía en forma cuando estaba en la escuela secundaria y en la universidad. Simplemente no creía que pudiera verse así de nuevo. Solo podía ver que perder ese peso significaría eliminar sus cosas favoritas: cenas con muchos platos, botellas de vino tinto, el trabajo. Raymond cayó en una espiral, y con una estatura de cinco pies y siete pulgadas, su peso subió a más de 220 libras, y su presión arterial llegó a 151/105 (etapa 2 de hipertensión). Con sobrepeso y fuera de forma, Raymond estaba poniendo su salud seriamente en riesgo. Pasaba todas las noches despierto con una rápida frecuencia cardiaca, dolores en el pecho, indigestión, un constante ardor de estómago, y su incapacidad para dormir sólo lo hacía sentirse peor.

Finalmente, tocó fondo. Desvelado durante toda la noche, sin poder dormir de nuevo, sintiéndose terrible una vez más, Raymond se sentó frente a la computadora una mañana y comenzó a aprender acerca de los efectos potencialmente mortales de la presión arterial alta y de otros síntomas que estaba experimentando. Cuanto más leía, más entendía la gravedad de sus problemas. Enojado y frustrado, se sintió atormentado por la manera en que se había hecho esto a sí mismo. No podía soportar la idea de que sus hijos perdieran a su padre a una edad temprana, tal como él había perdido al suyo.

Esa mañana, Raymond vio su reflejo en la pantalla de la computadora, con un aspecto absolutamente derrotado y sin esperanza. Tal vez ese era su destino, pensó, y todo era su culpa. Entonces, el hijo de Raymond entró a la habitación y vio a su padre pálido, enfermo y estresado.

Con preocupación en sus ojos y cautela en su voz, su hijo le hizo una pregunta muy simple pero conmovedora que estremeció los temores e inseguridades más profundas de Raymond:

—Papá, ¿estás bien?

Raymond sintió como si le hubieran sacado el aire. Sabía que la respuesta era no. No se encontraba bien. Ese día le dijo a su hijo: "Sí, estoy bien", pues no quería que se preocupara, pero por primera vez, le dijo no a todas las cosas que lo estaban destruyendo, y, finalmente, empezó a decirle sí a las cosas que le permitirían ser un padre saludable por todo el tiempo que pudiera. Se sintió devastado de que sus hijos lo estuvieran viendo destruir su salud, y que los hábitos no saludables que veían en su papá algún día podría ser los suyos.

Era hora de cambiar.

Raymond sabía que lo que necesitaba no era otra dieta de choque, donde iba a poner una curita sobre el problema. Tenía que abordar los temas profundos y lograr un cambio a largo plazo. Fue entonces cuando me llamó.

—Si comienzas un programa a base de plantas —le dije—, te garantizo que tus problemas de salud desaparecerán. Te sentirás mejor que nunca y llegarás a ser la persona que realmente eres. Hazlo por ti. Hazlo por tu hermosa familia. —Y entonces, le dije las cinco palabras clave—: Simplemente ensáyalo durante veintidós días.

Raymond ensayó el programa, y debido a la cantidad de peso que tenía que perder, le sugerí que siguiera el programa acelerado agresivo (capítulo 15). Dejó de beber alcohol y empezó a seguir una dieta a base de plantas, tomando 100 onzas de agua al día, y haciendo ejercicio todos los días.

Raymond admite que no fue como encender un interruptor fácil y silenciar a todos sus demonios internos. Al igual que con cualquier cambio de estilo de vida, fue más difícil al principio. Lo que le impidió vacilar fue el hecho de pensar que sólo tenía que llegar a los 22 días. Al comienzo, temía seguir adelante con sus planes sociales, sabiendo que no participaría en comidas ni bebidas. Después de las dos primeras semanas, su perspectiva fue exactamente la contraria. En lugar de ver su nueva forma de comer como una privación que aumentaría hasta que la presión se hiciera tan grande que se desmoronaría y se excedería de nuevo, se convirtió en una liberación que lo relevó de su constante batalla consigo mismo. Se sintió bien al ser bueno.

En última instancia, Raymond llegó a los 22 días. El resultado: su presión arterial bajó a 120/86, y perdió 22 libras: ¡qué poético! Continuó otros 22 días. Después de 44 días, su presión sanguínea bajó a 118/77 y perdió más de 40 libras. ¡Hoy en día, ha perdido más de 65 libras! Todavía come en (casi) todos los mismos restaurantes varias veces por semana, pero ordena de manera diferente sin el menor asomo de duda. El logro más importante, para Raymond, fue darse cuenta de que no había fecha de finalización. Podía seguirse dando a sí mismo el regalo de la buena salud, día tras día, sin importar adónde lo llevara la vida.

Raymond emergió como una persona cambiada desde adentro hacia afuera. Me expresó su nueva visión inspiradora, en la que la pérdida de peso sostenible no consiste en apresurarse hacia una línea de meta. No consiste en cuánto tiempo puedas aguantar una dificultad exigente. Consiste en ganar impulso y empoderamiento con cada paso adelante que das. No sólo no hay una fecha de finalización, sino que a los 22 días, él sólo estaba rasgando la superficie. Comenzó a aprender cosas sobre sí mismo que había olvidado o no había sabido nunca. Tuvo un mayor aprecio por todo lo que tiene. Ahora está en un momento en el que pasa tiempo con sus seres queridos, y tiene más concentración y claridad de pensamiento en su negocio e iniciativas creativas.

—Comer a base de plantas no consiste en disfrutar menos de ti —me dijo Raymond—, consiste en sacar el máximo provecho de la vida. No se trata de reprimir tus verdaderos deseos. Se trata de descubrir tus ambiciones más verdaderas.

Raymond no es ninguna excepción, sino más bien un ejemplo de que cualquier persona lo puede lograr. Muchas personas sienten que no pueden hacerlo cuando empiezan una dieta, sobre todo una que, en la superficie, parece un cambio drástico en la forma en que comen. Sin embargo, al igual que Raymond, hasta alguien que es amante de la comida y que jamás ha considerado la posibilidad de seguir una dieta vegetariana —o vegana— puede descubrir todo un mundo nuevo de comida inspiradora. Yo tenía la esperanza de que Raymond pudiera superar los 22 días y que adoptaría nuevos hábitos, pero jamás me imaginé que continuaría con una dieta vegana (durante más de un año y aún sigue). El objetico de este programa es hacer cambios a tu dieta que incorporarás a tu vida para alcanzar beneficios a largo plazo. Si encuentras que después de 22 días hay ciertas comidas que tenías pensado reincorporar pero que no te hacen falta, entonces no te forces. Es posible que te sorprendas con lo que lograrás y lo que encontrarás dentro de ti.

EL PROGRAMA DE LA REVOLUCIÓN DE 22 DÍAS

La revolución de 22 días es un programa riguroso diseñado para revisar tus malos hábitos y los daños en tu cuerpo por medio de una dieta a base de plantas y de un régimen de ejercicios. Al seguir el programa, le darás a tu cuerpo todas las vitaminas y nutrientes esenciales que no podrías obtener en una dieta repleta de carne pesada y de alimentos procesados, mientras comienzas a perder peso al controlar de las porciones y hacer ejercicio.

Cinco directrices para tu revolución de 22 días

El plan de comidas de La revolución de 22 días contiene menús para el desayuno, el almuerzo y la cena. Cada día de tu desafío de 22 días está totalmente explicado, con opciones atractivas y fáciles de preparar que te encantarán a ti y a tu familia. Estas son las cinco directrices que seguirás durante los próximos 22 días a medida que trabajas para reprogramar tu cuerpo y desarrollar nuevos hábitos, saludables y sostenibles.

1. Elige alimentos a base de plantas en lugar de procesados

Mientras más se parezca tu comida a como se da en la naturaleza, tanto mejor. Comer frutas y vegetales enteros, tan cerca de su estado natural como sea posible, le permitirá a tu cuerpo centrarse en la desintoxicación y eliminación de peso insalubre, en vez de digerir los alimentos envasados y "transgénicos" que componen la dieta estadounidense promedio.

Nuestros cuerpos trabajan horas extras para descomponerlos y digerirlos. Los alimentos procesados sabotean nuestro bienestar general, estropeando nuestro paladar y nuestra capacidad de degustar los sabores auténticos, causando a menudo dolores de estómago debido a todos los productos químicos y sabores artificiales. Con la invención de toda la tecnología en torno a la producción de alimentos, con el mayor uso de sabores y colores artificiales, con la producción masiva de alimentos en enormes cantidades, nuestro suministro de alimentos está completamente industrializado.

Las papas fritas son veganas, pero no son buenas para ti. Piensa acerca de lo que comían tus bisabuelos: alimentos enteros, cultivados en granjas. Si sus antepasados no reconocieran lo que hay en tu plato, ¡no lo comas!

2. Come tres comidas conscientes al día

Comer hasta el punto de llenura es lo que hace que las personas ganen peso. Escucha tus señales internas comiendo con atención plena, es decir, reduciendo al mínimo las distracciones exteriores y sentándote con calma en una mesa, centrándote en cómo se siente tu cuerpo. El objetivo de este programa es que sea sostenible y que funcione realmente para ti y para tu vida. ¡Quiero que tengas éxito! Es por eso que he diseñado el programa para que comas tres comidas al día: desayuno, almuerzo y cena. Porque así es como come tu familia, como comen tus colegas, ¡y porque funciona!

Cena a más tardar dos horas antes de irte a dormir. Consumimos calorías para tener energías y para pasar el día. Tu cuerpo se beneficiará gracias al tiempo que tendrá para digerir antes de irte dormir. ¡Y nada de refrigerios a medianoche!

La clave para comer bien y no aumentar de peso, es hacerlo con moderación. La forma más sana de comer es al 80 por ciento de llenura, o sólo un poco menos que lleno. Consume las porciones descritas mientras estás en el programa. Si llevas varios años comiendo demasiado, o tienes más de cincuenta libras de sobrepeso, las porciones descritas en el programa de los 22 días te parecerán pequeñas. Esto puede parecer incómodo al principio si te has acostumbrado a esa sensación de "demasiada llenura", pero a medida que tu cuerpo (y tu mente) se adapten, te sentirás con más energía después de las comidas. Es por eso que el plan permite refrigerios saludables según sea necesario. Pero recuerda también que este es un programa intensivo de 22 días para restablecer tu cuerpo y tu mente. Será un reto, pero a medida que tu cuerpo se adapte a los tamaños de las porciones correctas, aprenderás cómo se debe sentir el 80 por ciento de llenura.

Y te darás cuenta de que comer hasta que estés repleto es una forma incómoda de hacerlo, ya que hace que te sientas hinchado y pesado en lugar de liviano y con energía.

3. Aspira al 80-10-10 (80 por ciento de carbohidratos, 10 por ciento de grasas, y 10 por ciento de proteínas)

Puede parecer una locura en este mundo de dietas de moda bajas en carbohidratos, pero cuando los carbohidratos que consumes son frescos y provienen directamente de la tierra, podrás consumirlos en abundancia. Una dieta a base de plantas incluye carbohidratos nutritivos y complejos que se encuentran en las frutas y los vegetales frescos, al igual que en la mayoría de las fuentes de proteínas, como las legumbres. Cuando comes plantas, no tienes que obsesionarte por las calorías. Para una dieta saludable, sugiero una combinación de 80 por ciento de carbohidratos, 10 por ciento de grasas, y 10 por ciento de proteínas. Y esto es fácil en una dieta a base de plantas, porque las frutas y los vegetales están naturalmente llenos de carbohidratos complejos y son bajos en grasas.

Si estás tratando de acelerar tu pérdida de peso, ten en cuenta que aunque todos los vegetales y granos son buenas fuentes de carbohidratos complejos, algunos son una mejor opción para las comidas diurnas que para las nocturnas. La quinua tiene un mayor equilibrio de carbohidratos complejos que las zanahorias, y las legumbres contienen más carbohidratos que el brócoli o la coliflor. Así que cuando estás comiendo para perder peso, durante el programa de La revolución de los 22 días, te sugiero que consumas carbohidratos más pesados como la quinua durante el día, y no de noche. Si realmente quieres perder peso con rapidez, incluye granos y legumbres en el desayuno y el almuerzo, asegurando que tu cuerpo tenga una gran oportunidad de utilizar esta energía durante el día. Al suprimir los carbohidratos más pesados en la cena, le darás a tu cuerpo la oportunidad de quemar las reservas de grasa para tener la energía necesaria durante la noche.

¡No tienes que comer animales con el fin de obtener todas tus vitaminas y minerales, incluyendo —especialmente—, tus proteínas! La idea de no poder obtener suficientes proteínas en una dieta vegana o vegetariana es un error común. Piensa en esto: ¿De dónde viene toda la nutrición de los animales que has estado comiendo? ¡De las plantas! Las plantas son la fuente original de todos los minerales en los animales que has estado consumiendo.

4. Haz ejercicio durante 30 minutos al día

El ejercicio es importante. Es esencial para crear el equilibrio saludable de alimentación y ejercicio que todos necesitamos para sentirnos lo mejor posible. Es un componente esencial del programa de La revolución de 22 días, y es especialmente importante si estás tratando de perder peso. Si quieres resultados reales, no puedes hacer solo una cosa: no es la dieta o el ejercicio: es la dieta y el ejercicio.

Recuerda que el ejercicio no te da carta blanca para darte gusto en todo. Perder peso de manera exitosa es 75 por ciento dieta y 25 por ciento ejercicio. Nunca podrías calcular el daño causado por una dieta mala, así que haz ejercicio para tu salud y no como una excusa para comer. Una vez que hagas ejercicio y sientas los efectos positivos de las endorfinas naturales, es más probable que adoptes alimentos saludables y tengas la fortaleza para resistir las tentaciones.

Para complementar tu alimentación y aumentar los beneficios de una dieta a base de plantas —energía, pérdida de peso y vitalidad—, asegúrate de hacer ejercicio todos los días durante al menos treinta minutos.

5. Toma agua, no calorías

El agua es lo mejor que hay. El té sin azúcar es maravilloso; también lo es el agua con limón. Olvídate de las sodas, suprime el té y la limonada con azúcar, y recuerda que las bebidas azucaradas y el alcohol contienen calorías vacías que sabotearán tus mejores esfuerzos en este programa.

La regla de ocho vasos al día puede ser un poco simplista. El Instituto de Medicina sugiere que los hombres beban 13 vasos de ocho onzas, y que las mujeres beban nueve vasos de ocho onzas al día.[4] Comienza el día con un vaso de agua y limón. Esto es bueno para la alcalinidad, la digestión y la rehidratación.

Estos son algunos consejos para ayudarte a administrar el consumo de líquidos durante el día:

- Bebe un vaso de agua/ líquido con cada comida
- Bebe un vaso de agua/ líquido entre cada comida
- Bebe más agua/líquido antes, durante, y después de hacer ejercicio
- Bebe más agua/líquido cuando haga calor
- No esperes a tener sed para beber agua; si tienes sed, es probable que estés deshidratado

Si estás haciendo ejercicio y sudas, tendrás que tomar más líquido para compensar. Mientras más pese tu cuerpo, mayor será tu necesidad de agua. La mejor manera de saber si estás consumiendo suficiente agua al día es observar tu cuerpo. En primer lugar, deberías estar orinando con regularidad, y la orina debería ser incolora o de un color amarillo claro. La orina de color amarillo oscuro es un signo de deshidratación. Puede que no sea lo más agradable de ver, pero es el mejor indicador.

---

[4] http://www.mayoclinic.org/healthy-living/nutrition-and-healthy-eating/in-depth/ water/art-20044256?pg=1, accedido el 3 de septiembre de 2014.

Otros signos de deshidratación general son los círculos o bolsas oscuras debajo de los ojos, la piel escamosa o con acné, la nariz seca y roja, dolores de cabeza y resequedad en la boca.

Cuando tu cuerpo está bien hidratado deberías tener más energía, y tu piel y cabello se verán más brillantes. Estar bien hidratada puede ayudarte a reducir las arrugas (luego de engordar tus células de la piel), a tener cabello y uñas más fuertes, y reducir incluso la resaca y los efectos de quemaduras solares. Beber uno o dos vasos de agua antes de una comida puede impedir que comas en exceso, y te ayudará a sentirte llena entre comidas.

Lo que aprenderás en el curso del programa:

Al seguir las reglas simples mencionadas anteriormente, cambiarás toda tu relación con los alimentos que comes, para bien. Aprenderás a pensar en el panorama general, acerca de cómo te quieres sentir a largo plazo, y no sólo en este momento. Aprenderás a identificar la verdadera sensación de llenura, para que puedas dejar de comer cuando tu cuerpo haya tenido suficiente. Verás que puedes comer de manera saludable sin contar calorías, comiendo sólo plantas, de manera consciente, y dejando de comer cuando estés lleno. Y verás que puedes perder peso y mantenerlo a raya al pasar de un estilo de vida yo-yo, a una manera sostenible y sencilla, pero enriquecedora de comer.

¡Cuando digo sencilla, hablo en serio! Comer bien y perder peso no tiene por qué ser difícil. Una vez que estés acostumbrado a consumir alimentos que provienen de la tierra, la dieta es algo en lo que ya no tendrás que pensar. El trabajo duro en este programa es cambiar tus hábitos de comer alimentos procesados de manera inconsciente y durante todo el día, para comer alimentos basados en plantas de manera consciente. ¡Una vez que las plantas se conviertan en tu hábito, el viaje será fácil! Esto se debe a que la naturaleza es sabia. Los alimentos a base de plantas están perfectamente diseñados para sostenernos. Cuando sigas los menús diarios de este programa, no tendrás que contar calorías o macronutrientes, debido a que el equilibrio correcto está integrado en los menús. Esto entrenará a tu cuerpo para acostumbrarse a la forma en que realmente se siente cuando comes los alimentos adecuados. Después del programa, estarás listo para llevarlo al siguiente nivel, y aún así no tendrás que contar calorías o macronutrientes. Una vez que sepas que tus hábitos se han transformado, comer una variedad de plantas te dará naturalmente el equilibrio saludable del 80-10-10, y escuchar tus señales internas te impedirá comer demasiado en las comidas. ¡La pérdida de peso sostenible será inevitable!

¿QUÉ SIGNIFICA REALMENTE A BASE DE PLANTAS?

El plan de La revolución de 22 días es totalmente apto para veganos, ¡porque es vegano! A esto le llamamos una alimentación a base de plantas en lugar de vegana porque consiste precisamente en eso: en comer plantas. Una dieta a base de plantas es vegana, pero una dieta vegana no es necesariamente a base de plantas. Puedes ser vegana y vivir de papas fritas, pretzels y perritos calientes veganos servidos con pan sin gluten. Sin embargo, estos alimentos procesados pueden hacerte sentir tan enferma y tan poco saludable como una dieta que incluya carne, ¡y no son parte de una dieta a base de plantas!

> **Vegetarianos:** Comen leche y huevos, granos y vegetales. No comen carne, aves ni pescado.

> **Veganos:** No comen carne, aves, pescado, leche, huevos ni miel. Comen granos, vegetales, frutas, o alimentos veganos excesivamente procesados.

> **A base de plantas:** Comen 100 por ciento plantas: granos, vegetales, frutas. No comen carne, aves, pescado, leche, huevos o alimentos veganos procesados.

Recuerda, ¡solo porque algo no contenga carne no significa que sea a base de plantas! Si estás comiendo un perro caliente vegano con un pan elaborado con harinas procesadas, puedes ser vegano, pero *no* estarás en el programa de La revolución de 22 días. Cuando decimos "a base de plantas", nos referimos a las plantas y no a los alimentos elaborados en una planta industrial. Nos referimos a una dieta que consiste 100 por ciento en deliciosos alimentos que provienen de la tierra.

Nos referimos a una dieta de alimentos que nos hará sentir mejor, hoy y todos los días que siguen.

¿POR QUÉ COMO PLANTAS?

Me considero afortunado, porque mi propia conciencia acerca de la conexión entre los alimentos que comemos y la manera en que nos sentimos comenzó cuando yo era muy joven. Por supuesto, cuando yo era niño, comía lo mismo que mis padres. En mi familia cubana, la comida era una parte central de nuestras reuniones familiares, una manera en que mi madre mostraba su amor por todos nosotros. La comida que aprendí a comer era la que estaba disponible en mi casa y mi comunidad. Así es como funciona: aprendemos nuestros hábitos más tempranos de manera inconsciente. Pero a medida que crecemos, tenemos nuestras propias experiencias y somos más conscientes, podemos darnos cuenta de que los hábitos que hemos aprendido no funcionan realmente para nosotros.

Esto fue lo que comprendí una mañana mientras iba a la escuela, al comer un pastel, algo en lo que yo no había pensado mucho. Comer un pastel no era tabú en mi comunidad o en mi familia; era sólo un pastel. Pero entonces algo extraño sucedió, mi cuerpo se rebeló contra lo que yo le daba de comer en las mañanas, y me dio un fuerte sarpullido en el brazo. Traté de ignorarlo pero seguí empeorando. Mi brazo estaba hinchado y con picazón, no podía concentrarme en el estudio, tuve que ir a la enfermería, y mi mamá tuvo que venir a recogerme temprano, lo que significaba que tendría que faltar a su trabajo. Y eso era un asunto muy serio; ella era madre soltera, y yo era muy consciente de que su trabajo era muy importante para mi familia.

Lo último que yo quería hacer era causarle algún tipo de estrés a mi mamá, así que pensé mucho sobre lo que podría haber causado mi erupción. La enfermera me había preguntado si yo tenía algún tipo de alergia, y yo sabía que lo único que había comido ese día era el pastel, lo cual me llevó a hacer la primera conexión importante: que comer mala comida causa problemas. Así que decidí hacer lo que pudiera para evitar el problema y no hacer estresar más a mi mamá: dejé de comer pasteles. Por desgracia para mí, todavía no había hecho la segunda conexión: ¡que debemos comer bien si queremos crecer bien! Así que en vez de comer pasteles, no comía nada al desayuno. Iba a la escuela con hambre, lo que obviamente me hizo sentir sin ánimos y no tener suficiente energía, hasta una semana después, cuando me desmayé en una clase de educación física. ¡Fue entonces cuando hice la segunda conexión! Los pasteles no habían funcionado, pero saltarme el desayuno era igual de ineficaz.

Mi viaje comenzó en ese momento. Empecé a escuchar mi cuerpo y comencé a aprender todo lo que pude acerca de la nutrición y del acondicionamiento físico, y al cabo de todos estos años, lo que sé es que una buena nutrición es la base para sentirnos bien con nosotros mismos física, emocional y mentalmente. He estado comiendo durante casi una década a base de plantas, pero el cambio no sucede de la noche a la mañana. Primero eliminé los lácteos. Me sentí tan bien que dejé de comer pollo, y luego huevos. Cuanto más aprendí, más me incliné hacia una alimentación a base de plantas, ¡y nunca me he sentido mejor! Lo último que dejé de comer fue pescado.

Después de casi dos décadas de trabajar con clientes como fisiólogo del ejercicio, yo estaba en la mejor forma física y llevaba una dieta pescetariana, lo que significa que solo comía pescado. Me permitía el pescado porque pensé que sería muy difícil comer plantas todo el tiempo, mientras viajaba o comía por fuera, sin recurrir a alimentos procesados. Entonces me di cuenta de que esto era más una excusa que una necesidad. En lugar de buscar la opción más saludable y hacer el esfuerzo adicional que resultaría en comer el tipo de alimentos que quería estar comiendo, yo pedía pescado. La verdad es que la mayoría de los peces que comemos por fuera (esta era la única vez que comía pescado) son cultivados. Las investigaciones han demostrado que los peces cultivados tienen un menor contenido de omega 3 y un contenido más bajo de proteína; son más grasos, tienen niveles más altos de omega 6 (un desequilibrio de omega 3 y de omega 6 puede causar inflamación en el cuerpo); y que los bifenilos policlorados que causan cáncer se encuentran en el salmón cultivado en niveles mucho más altos que en el salmón silvestre. Yo sabía que podía hacerlo mejor.

Siempre he estado en busca del bienestar óptimo. Me encanta educarme a mí mismo acerca de la nutrición, y mientras más aprendía acerca de la nutrición a base de plantas, más sabía que era la mejor manera de nutrir y alimentar mi cuerpo. Me gusta desafiarme a mí mismo, así que finalmente tuve la oportunidad de cambiar mi dieta.

Seguir una dieta a base de plantas despertó una gran cantidad de preguntas en todas las personas a mi alrededor. ¿Por qué iba a seguir yo una dieta a base de plantas si no necesitaba bajar de peso? Era cierto que yo me sentía bien antes de hacer este cambio, y aunque nunca tuve ningún problema de salud, como presión arterial alta o colesterol alto, mi familia tiene un historial de enfermedad cardíaca, así que pensé que me estaba asegurando a mí mismo contra problemas futuros. A pesar de mi buena salud, cambiar mi dieta por una a base de plantas condujo a algunos resultados reveladores.

Durante el primer año en que me alimenté a base de plantas, aunque mantuve mi peso, hubo algunos beneficios significativos. Viajo mucho por negocios, y de vez en cuando me enfermaba debido a los viajes. Eso dejó de suceder. Otra diferencia importante fue que inmediatamente noté que mis tiempos de recuperación después de mis entrenamientos eran cada vez más cortos, hasta el punto de que ahora son casi inexistentes. Esta mejoría ha sido sumamente importante para mi desarrollo atlético, y me encanta poder esforzarme más. Los dolores y molestias, el desgaste de las articulaciones a causa de los entrenamientos duros y el uso excesivo, disminuyeron en frecuencia hasta que, básicamente, se detuvieron por completo. Un año después de empezar a alimentarme a base de plantas me hicieron los acostumbrados análisis físicos y de sangre. Mis niveles de inflamación estaban tan bajos que apenas eran detectables (la inflamación es la causa subyacente de muchas enfermedades relacionadas con la edad). Mis niveles de colesterol, que ya eran bajos, estaban incluso mejor que antes.

Mi doctor me preguntó qué estaba haciendo de manera diferente, y me alegré al decirle que haber cambiado a una dieta a base de plantas había sido mucho más efectivo de lo que alguna vez había soñado que era posible.

Al comienzo, a veces era difícil seguir esta dieta cuando viajaba. Pero no era imposible. Cuando realmente quieres algo, puedes hacer que suceda, no importa lo que pase. Por ejemplo, cuando viajo a una conferencia y sé que la comida que están sirviendo no es la mejor para mi cuerpo, investigo. Trato de buscar un hotel que esté localizado cerca de un centro comercial que tenga un Whole Foods, o un supermercado con una amplia selección de alimentos. Cuando llego a otra ciudad, compro un poco de agua y de refrigerios saludables a base de plantas, los llevo a mi habitación, y regreso por ellos cuando sea necesario, para consumirlos en mis comidas. Sé que puedo encontrar lo que necesito en Whole Foods, y sé que me sentiré mejor si le doy prioridad a mi salud, y entonces me pongo en una posición que me permita tener éxito.

Después de casi una década de seguir una dieta a basa de plantas, me siento mejor que nunca; enérgico y fuerte.

Y tú también puedes hacerlo.

2

LOS HÁBITOS POSITIVOS CREAN UNA VIDA POSITIVA

¿CÓMO TE SENTISTE CUANDO TE levantaste esta mañana? ¿Te despertaste sintiéndote increíble? ¿Estabas llena de energía, alegría y gratitud por tu cuerpo sano y fuerte? ¿Te sentaste en la cama, te estiraste, y pensaste: *¡Este será otro día increíble!*?

Si no fue así, si te despertaste sintiéndote débil y agotado, deseando poder dormir un poco más, a sabiendas de que, incluso si lo hicieras, aún estarías cansado cuando te levantaras de la cama... entonces algo no está bien.

Tus hábitos —lo que comes y bebes, si haces o no ejercicio, la cantidad de tiempo que duermes—, son responsables de cómo te sientes cuando te vas a la cama por la noche y cómo te sientes cuando te levantas por la mañana. Así que si estás acostumbrada a sentirte mal en lugar de increíble, si piensas que es "normal" sentirte indispuesto en lugar de extasiado, si piensas que es "normal" pasar todo el día a duras penas en lugar de saltar de un lugar a otro, me gustaría introducirte a una nueva normalidad. Una normalidad donde te despiertas sintiéndose revivido. Cuando terminas una comida y te sientes energizada en lugar de agobiada. Donde subir a la báscula es algo que esperas con interés, porque te confirma lo que ya sabías: que tus hábitos te están conduciendo a alcanzar tus metas, tal como deberían hacerlo.

¿Por qué seguir tomando decisiones que sólo te hacen sentir mal?

¿Por qué comer alimentos que te hacen sentir gordo y enfermo? ¡Nadie quiere sentirse mal! ¿Quieres sentirte saludable, vital y llena de energía? Claro que sí. Todos queremos esto.

Cualquiera puede hacerlo. Y *todo el mundo* debería.

¿POR QUÉ ALGUNAS PERSONAS SON MÁS EXITOSAS QUE OTRAS?

Cuando yo era joven, siempre sentí curiosidad por los comportamientos que conducen al éxito: éxito en los deportes, éxito en la salud, éxito en la manera en que nos vemos y sentimos. ¿Por qué algunas personas eran capaces de tener un gran tono muscular, una energía y un entusiasmo constantes, mientras que otras parecían cansadas y tristes, y tenían un sobrepeso evidente? ¿Por qué algunos de mis compañeros atletas ganaban campeonatos, mientras que otros forcejeaban y renunciaban? ¿Por qué algunas personas pueden cambiar completamente sus vidas mientras que otras luchan con los mismos problemas una y otra vez?

Empecé a notar un comportamiento común en consonancia con el éxito, y era la presencia de hábitos positivos. Tomar decisiones positivas conduce a resultados positivos. Curiosamente, las personas exitosas a menudo eran conscientes de cuáles eran sus hábitos, mientras que las no exitosas parecían conscientes de que sus hábitos las controlaban.

Los triunfadores parecían tener la conciencia de que los actos tienen consecuencias, y que al elegir actos específicos, podían cosechar los frutos que querían. Eran capaces de elegir conscientemente un objetivo, determinar qué medidas podrían conducirlos a su meta, y luego seguir adelante. Las personas fracasadas parecían estar pensando que el éxito "simplemente" sucede, o que algunas personas nacen con una capacidad de tener éxito y que las demás no.

Me di cuenta de que ser exitoso no consistía en quién eras o en dónde habías nacido, sino en ser consciente y estar al tanto de que las decisiones que tomas a diario realmente te afectan a largo plazo. Te conducen a los campeonatos o te mantienen al margen.

A medida que fui creciendo, mi curiosidad e interés aumentaron, así que estudié para obtener un grado en fisiología del ejercicio, y elegí lo que llamo un enfoque proactivo para la salud y el bienestar al convertirme en un entrenador personal y, posteriormente, en un entrenador de estilo de vida, ¡y lo que aprendí a lo largo del camino hizo que mi visión fuera más clara! Nuestros hábitos son la base de nuestro éxito, o de nuestro fracaso. Si quieres ser el mejor en cualquier cosa (incluyendo la mejor versión de ti mismo), tienes que tener sistemas establecidos para el éxito. ¡Estos sistemas son los hábitos saludables!

La verdad es que no importa quién seas, qué tanto dinero o que tan poco tengas, si tienes cinco hijos o ninguno, si eres hombre o mujer, si eres joven o viejo, lo cierto es que tienes hábitos; esas pequeñas cosas que haces todos los días, y todo el tiempo, ya sea que pienses en ellas o no. Son las actos que te llevaron adonde estás.

DESARROLLA MEJORES HÁBITOS EN LUGAR DE SACAR EXCUSAS

Todo el mundo tiene una excusa para justificar por qué no está alcanzando sus metas. "Toda mi familia tiene sobrepeso". "Me encanta la comida chatarra". "¡Soy un adicto a la televisión!", "Me gustan los dulces". "Simplemente me encanta la 'comida'". "Prefiero ver un juego de fútbol que jugar uno". "Detesto los vegetales".

Todas esas historias son, en el fondo, la misma. Todas son acerca de hábitos personales. Los hábitos de padres que pesan demasiado se convierten en los hábitos de niños que pesan demasiado. La comida chatarra es un hábito. La televisión es un hábito. La pereza es un hábito. Y estos hábitos tienen consecuencias nefastas, pero todos tienen soluciones, y todos se pueden revertir.

Durante la mayor parte de mi vida, he escuchado que una gran parte de las enfermedades son hereditarias, pero los datos muestran lo contrario. Por ejemplo, cuando se trata del riesgo de enfermedad cardíaca, del cáncer, del accidente cerebrovascular y de la diabetes, las principales causas de la enfermedad se han relacionado con muchos factores de estilo de vida. ¿Qué son exactamente los factores de estilo de vida, y cómo podemos aprender de ellos? Aprendemos de ellos al ver a las personas más cercanas a nosotros, mucha veces, a tu familia.

Comer alimentos procesados, o comer plantas, comienza como una elección, pero en última instancia se convierte en un hábito. Durante la década pasada, he cultivado los hábitos de consumir los alimentos magníficos, abundantes y vibrantes que la tierra nos da. Consumo las plantas que componen nuestro planeta hermoso y nos dan también la mejor nutrición que podamos conseguir. Consumo frutas y vegetales que maximizan mi energía y mi salud. Consumo alimentos que reducen el riesgo de diabetes, las enfermedades del corazón y la obesidad, enfermedades que tanta gente hoy en día está contrayendo porque comen demasiados alimentos procesados. Para muchas de estas personas, los alimentos procesados ya no son una opción. Son un hábito, un hábito que está arruinando vidas, arruinando la salud y saboteando el éxito.

Si tienes sobrepeso, los hábitos no saludables son los culpables. Si quieres cambiar tu estilo de vida, si quieres cambiar tu vida, tienes que comenzar con tus hábitos.

LA FUERZA DE LOS HÁBITOS

Cuando estaba en la universidad, estudié sicología y formación de hábitos. Nuestros hábitos son los mecanismos que nos hacen funcionar, como si fuera el programa de una computadora. En un esfuerzo para que seas más eficiente, tu cerebro te echa una mano al construir vías basado en las cosas que haces una y otra vez, por lo que es más fácil que repitas esa acción. Los hábitos te permiten vivir en "automático", tomando decisiones que te ahorran energía y que escasamente notas. Cuando te cepillas los dientes, ¿te concentras en mover el brazo hacia arriba y hacia abajo? Lo más probable es que ya te hayas cepillado los dientes tantas veces que no necesitas estar presente mentalmente, así que te cepillas, te enjuagas, y guardas el cepillo de dientes, mientras estás pensando en lo que necesitas hacer durante el día, o en la ropa que te vas a poner. ¿Alguna vez has conducido todo el tiempo por una ruta, y cuando llegas, no estás muy segura de cómo llegaste allí? Tus hábitos se hicieron cargo para que tu mente pudiera pensar en otras cosas. ¡Pero sin embargo, estabas tomando activamente decisiones en el camino, aunque no te dieras cuenta!

Incluso cuando pones tu auto en control de crucero, si te estás acercando a un peligro, puedes pisar el freno e ir más despacio. Puedes girar el volante.

Echemos un vistazo a tu rutina de la mañana. ¿Con qué frecuencia apagas la alarma, te levantas de la cama, te bañas, te vistes, y sales por la puerta en piloto automático? Lo que hacemos con más frecuencia es lo que nos sentimos más cómodos haciendo, y con el tiempo, requiere poca o ninguna toma de decisiones activa. Una acción habitual está basada en el aprendizaje pasado; es el resultado de las elecciones que hiciste en los días, semanas y meses pasados, y no es el resultado de una elección que hiciste de manera consciente.

Toda tu vida, la suma de lo que eres se puede reducir a tus hábitos. En otra forma de ver las cosas, si sumas todos tus hábitos, llegarás exactamente adonde estás en este momento. Si eres la suma de tus hábitos, ¿no es hora entonces de tomar una decisión consciente para hacer que sea la opción más saludable y beneficiosa posible? Es hora de despertar del papel inconsciente y pasivo que estás asumiendo en tu vida y hacer cambios fundados.

Cuanto más a menudo tomas una decisión, lo más probable es que la sigas tomando, y es más probable que cada vez seas menos consciente de que alguna vez tomaste esa decisión, para empezar.

Cientos de veces al día, probablemente miles de veces, tomas decisiones que afectan tu salud. Desde el cepillado y uso de hilo dental hasta hacer actividad física, pasando por cada bocado de alimento que te llevas o no a la boca, tus decisiones tienen un efecto sobre tu bienestar general. Las probabilidades son que, con el tiempo, no seas consciente de la mayor parte de esas decisiones, porque se han vuelto automatizadas. Se han convertido en hábitos.

Esta idea está en la base de tu revolución de 22 días.

Si vas a tener éxito —y el objetivo de este programa es el éxito—, entonces vas a tener que identificar tus hábitos y cambiarlos conscientemente. Y vas a trabajar lentamente y con cuidado, para asegurarte de que esos cambios sean duraderos.

¿LOS HÁBITOS SE PUEDEN CAMBIAR REALMENTE?

Los hábitos se pueden cambiar por completo. El área de tu cerebro que se encuentra alrededor de la frente se llama la corteza prefrontal, y es donde sucede la mayor parte del pensamiento y la planificación que haces. A pesar de que los hábitos han sido considerados como automáticos durante mucho tiempo, y de que en su mayor parte lo son, un reciente estudio del MIT demostró que hay una pequeña parte de la corteza prefrontal que a cada momento mantiene el control de las acciones ejecutadas.[5] Aunque no lo sepas, incluso si nunca la has ejercitado, incluso si nunca has oído hablar de la corteza prefrontal, lo cierto es que está trabajando duro para ti.

Todos conocemos a personas que hacen las cosas que dicen que harán. Si las ves en una fiesta y te dicen que están comprando una nueva casa, en cuestión de semanas escuchas que están haciendo una fiesta de inauguración. Si te dicen que van a perder treinta libras, cuando las ves unos meses más tarde, están a punto de ir de excursión al monte Kilimanjaro para celebrar su nueva constitución muscular. Si mencionan que quieren aprender a tejer, en cuestión de semanas recibes por correo una bufanda y un gorro tejidos a mano.

¿Cómo sucede eso? Esto sucede porque esas personas han hecho la conexión entre las pequeñas acciones que tomamos todos los días y lo que terminamos alcanzando a largo plazo. Ellas ya saben —sin saber que lo saben— que hay una parte de su corteza prefrontal que les permite controlar sus vidas.

¿Quieres ser el tipo de persona que logra las cosas que quieres hacer? Por supuesto, todos queremos crear la vida que queremos vivir, y alcanzar nuestras metas y sueños. Un factor clave del éxito es la conciencia. Las personas exitosas saben cuáles son sus hábitos, y cómo esos hábitos están afectando sus vidas, mientras que las personas no exitosas no parecen ser conscientes de que sus hábitos los controlan a ellas. ¡En lugar de hablar de lo que vas a hacer, hazlo! Da un pequeño paso a la vez, y día a día forjarás los hábitos positivos que te ayudarán a alcanzar tus metas. ¡Tomar decisiones positivas conduce a resultados positivos!

HÁBITOS PARA LA SALUD

Si quieres perder peso o tienes un problema importante de salud, como enfermedades cardiovasculares o diabetes, miremos más de cerca los hábitos que tienes en ese sentido.

Tus hábitos lo son todo. Un goteo constante de agua eventualmente labrará una piedra. Ese postre adicional, tu adicción al jarabe de maíz de caramelo, el tazón de chocolates en tu escritorio: todos ellos son

---

[5] http://newsoffice.mit.edu/2012/entendiendo cómo el cerebro controla nuestros hábitos-1029, accedido el 25 de junio de 2014.

bombas de salud acumuladas, prácticamente invisibles en términos individuales, pero lo suficientemente potentes como para arruinar tu salud si lo permites. Ya sea o no que siempre pidas torta de chocolate, o si te recompensas cada tarde con un puñado de caramelos, estos son los hábitos que te han llevado adonde estás.

Cuando realmente miras de cerca, nuestras vidas son un conjunto de hábitos que practicamos a diario casi de la misma manera, en cada ocasión. Cambia los hábitos, y los resultados cambiarán.

Si estás preocupado por tu peso y comes una dona al desayuno cada mañana, cambia ese hábito y come un plato de chía y avena. Ese simple cambio te dará una explosión de energía que durará toda la mañana, y una gran cantidad de vitaminas y minerales (incluyendo el omega del que todo el mundo está hablando) para ayudarle a tu cuerpo a que funcione de manera más eficiente. Un pequeño cambio produce grandes resultados.

¿Qué están haciendo tus hábitos por ti, o a ti? ¿A qué te están empujando, o qué te están impidiendo?

En sólo 22 días, puedes cambiar esos hábitos negativos y marcar el comienzo no sólo del resto de tu vida, sino de lo mejor de tu vida. Puedes ser más saludable, con más energía, y más productiva. Puedes sentirte genial en lugar de "bien". Puedes sentirte energizado en lugar de "aceptable". Y puedes empezar a vivir la vida que deseas, no sólo la que tienes, ahora mismo, hoy, con la ayuda de La revolución de 22 días.

Aprenderás a comer más frutas, vegetales y granos enteros. Aprenderás a comer con atención plena y en la cantidad óptima para sentirte lo mejor posible. Experimentarás los beneficios de comer alimentos ricos en vitaminas y minerales, que te darán la energía y vitalidad que no has sentido en años. Redefinirás tu relación con la comida, porque a medida que practiques la moderación, podrás disfrutar de la comida como nunca antes. Encontrarás la fortaleza para cambiar tu vida, y a través del trabajo duro que hagas, encontrarás un sentido renovado de confianza en lo que puedes lograr cuando el objetivo realmente vale la pena.

No estoy diciendo que va a ser fácil. ¡Comenzar una revolución significa tener que luchar un poco! Estás luchando contra toda una vida de hábitos arraigados de comer y de complacerte en exceso. ¿Cuántas veces te has parado de la mesa con dolor de estómago porque seguiste comiendo por segunda, tercera y cuarta vez? Pensaste que te estabas dando un gusto, pero realmente estabas desarrollando hábitos poco saludables que te harían daño a largo plazo.

A medida que reacondiciones tu cuerpo para comer los alimentos correctos en las cantidades correctas, vas a tener que trabajar duro para acostumbrarte a la forma en que realmente se siente al estar lleno. Y para ti, es posible que se sienta como tener hambre, porque has aprendido a asociar el hecho de sentir náuseas con la llenura. Pero sentir náuseas no es como sentirse lleno. Es como complacerte en exceso.

¿Sabes qué te produce la verdadera manera de complacerte? *¡Poder!* Cuando te alimentas con una magnífica comida a base de plantas, y comes la cantidad correcta, tan pronto comiences a superar el hecho de que no te sientes enfermo o que necesitas recostarte o desabrocharte el cinturón, te darás cuenta de que realmente no tienes hambre. Lo que estás es satisfecho.

Pero por favor, no te sientas frustrada si se necesita un poco de tiempo para que tu estómago y tu mente se pongan al día con tu nuevo rumbo. Si estás acostumbrada a una sensación de llenura excesiva, una vez que hayas comido la porción de comida adecuada para ti, podrías pensar que quieres un poco más. Pero, espera por favor. Inténtalo. Espera veinte minutos. Sal a caminar. Toma un vaso de agua o una taza de té. Sigue así y haz que dure. Porque cuando tienes la sensación de la forma en que siente el verdadero hecho de complacerte, cuando te das cuenta de que puedes disfrutar de una deliciosa comida sin sentir culpa o vergüenza, y aún así perder peso, bueno, esa es la recompensa más grande de todas.

La comida que comas puede ser la cosa que te impida alcanzar tus objetivos, o puede ser lo que te conduzca a tus metas. ¡Tú tienes el poder! No importa cuáles hayan sido tus hábitos, no importa cómo te definas a ti mismo; estoy aquí para decirte que es posible, que es factible. ¡Puedes dejar de permitir que otras personas te definan! ¡Puedes dejar de permitir que tus decisiones pasadas te definan!

Es hora de permitir que unos hábitos más nuevos, fuertes y saludables te definan.

3

LAS PLANTAS MANDAN

 UNA MAÑANA, MI HIJO ME vio beber un jugo verde, y me dijo:

—Papi, ¿qué es eso? Quiero un poco.

—No creo que te vaya a gustar —le dije.

—¿Por qué? —me preguntó.

—Porque no tiene un sabor muy agradable. Es muy, muy fuerte. Y es solo para adultos, porque te da músculos grandes.

—Quiero tener músculos grandes —me dijo.

—Sí, pero no vas a ser capaz de beberlo, porque no tiene buen sabor.

—Puedo beberlo.

—No sé; es para adultos.

—Quiero beberlo.

—Está bien. Bebe —le dije.

Él lo bebió, y exclamó: "¡Guácala!", e hizo una mueca terrible. Luego dijo: "Déjame beber un poco más..." Guácala. "Dame un poco más". Bebió todo el vaso; fue su primera bebida verde, y contenía todo lo que puede haber en el mundo, excepto el fregadero de la cocina. Era muy amarga, pero él le restó importancia, porque la vio como una herramienta para conseguir esos grandes músculos que tienen sus héroes. Y ahora él bebe jugo verde todo el tiempo.

¡Y entonces aprendí a hacer lo mismo con todos los niños que sienten curiosidad por una alimentación saludable! He ido a la escuela de mis hijos, he preparado maravillosas bebidas verdes que son totalmente deliciosas, con mucha fruta, y preparo otras que saben a ponche de frutas.

Y entonces digo: "Está bien, ¿quién está listo para hacer algo valiente?"

Y todos responden, "Yo, yo, yo".

Apreciar la salud no consiste en la edad que tengamos. Consiste en la manera en que seamos receptivos a aprender cosas nuevas. Todo el mundo puede aprender a comer plantas, ¡y encantarle! Sin importar los hábitos que hayas aprendido de tus padres o de tus amigos cuando eras joven, sin importar lo que pienses que te gusta comer, puedes aprender a aficionarte a comer plantas.

Tan pronto des esos primeros pasos, verás los enormes beneficios de inmediato. Para mí, esa es la verdadera base de este libro, y de todo lo que hago. Estoy tan agradecido de que los mensajes que transmito al mundo acerca de comer vegano y desarrollar el gusto por los alimentos a base de plantas hayan sido adoptados por mis hijos, así como por mis clientes y mis amigos, porque comer plantas tiene un impacto en cada parte de tu vida. Hay un cierto tipo de empoderamiento cuando comes mejor, te sientes mejor, y luces mejor. Te afecta en un nivel tan profundo —emocionalmente, espiritualmente—, que tienes la energía para ser más amable con las personas que te rodean. Cuando le das una buena comida a tu cuerpo, te sientes mejor contigo mismo. Cuanto mejor te sientas, más fácil será ofrecer amabilidad a otras personas y aceptar la bondad de los demás. ¡Los buenos sentimientos son contagiosos! Cuando te sientes bien, los demás se sienten bien. Cuando compartes tu alegría interior con el mundo, cada persona con la que entres en contacto se sentirá un poco más alegre.

La conciencia acerca de lo que comemos empieza con querer hacernos íntegros y sanos, y termina por convertirte en el tipo de persona que quiere hacer que otros se sientan también íntegros y sanos.

COMER PLANTAS ES BUENO PARA TODA LA FAMILIA

Siempre les he enseñado a mis hijos que si quieren tener una vida feliz y saludable, si quieren tener energías, deben comer alimentos nutritivos y satisfactorios, y hacer mucho ejercicio. ¿Y saben qué? A los niños les encanta. Les encanta comer bien y saber que se están ayudando a sí mismos a crecer sanos y fuertes.

Recientemente, la clase de mi hijo hizo un proyecto en la escuela para ayudar a responder la conocida pregunta, "¿Qué quieres ser cuando seas grande?". Algunos niños dijeron "médico" y otros dijeron "oficial de policía", "maestro" o "astronauta". Mi hijo respondió "nutricionista".

Yo no podría haber sido un padre más orgulloso en ese momento. Ver a mi hijo adoptar estas ideas por sí mismo me hace tan feliz como podría serlo, porque sé que una buena nutrición conduce a una vida larga, saludable[6] y satisfactoria. Los estudios demuestran que los niños que son criados como vegetarianos tienen un IMC más bajo que sus compañeros que comen carne. A medida que llegan a la adolescencia, la diferencia sólo se hace mayor. El mensaje es que el consumo de las plantas es saludable para niños y adultos.

Al igual que los bebés, los niños dejan de comer naturalmente cuando están llenos. Pero a medida que crecen, aprenden de aquello a lo que estén expuestos. ¡Enséñales hábitos saludables y ansiarán alimentos saludables! Dales azúcar en exceso, y eso es lo que ansiarán. ¿Recuerdan el viejo refrán, "Los niños aprenden de lo que les mostramos, no de lo que les decimos?". Las elecciones que conducen a las enfermedades o al riesgo de estas son comportamientos aprendidos. Estos comportamientos aprendidos, ya sea que estemos hablando de la dieta o de la inactividad, son hábitos que desarrollamos como niños y que permanecen con nosotros cuando somos adultos.

Según mi experiencia, los niños que han estado expuestos a alimentos saludables y que han aprendido lo importantes que son para nuestros cuerpos, les gusta comer plantas, porque les encanta sentir que están cuidando bien de sí mismos. ¡Pero tienen que aprenderlo en algún lugar! Demasiados adultos sacan excusas para los deseos que tienen sus hijos de alimentos procesados y azucarados, así como sacan excusas para sí mismos. Ellos complacen su propio deseo de comer en exceso y no lo hacen con moderación, lo que conduce a una relación con la comida sumida en la culpa en lugar de alegría. ¡Esto comienza con los

---

[6] J. Sabaté y M.J, Wien, M. "Dietas vegetarianas y prevención de la obesidad infantil". *Am J Clin Nutr.* 2010 Mayo de 2010; 91 (5):1525S–1529S. DOI: http://dx.doi.org/10.3945/ajcn.2010.28701F. [PubMed].

adultos! Los padres son los primeros maestros de sus hijos, proporcionándoles las herramientas y habilidades que necesitan para tomar decisiones saludables y llevar o no una vida de salud y vitalidad. Cada vez que veo padres con sobrepeso comer enormes porciones de alimentos poco saludables, veo niños con sobrepeso que tienen los mismos hábitos de sus padres. Cuando veo familias donde los padres hacen senderismo, practican deportes y son conscientes de la salud, sus hijos tienen esos mismos hábitos.

Los hábitos son tan hereditarios como el riesgo genético de enfermedades. Si recibiste el mensaje equivocado cuando eras niño y nunca desarrollaste esos buenos hábitos, ya sabes cuáles son las repercusiones de una mala alimentación: aumento de peso, mala piel, mala salud, mal humor. Si quieres tener una salud óptima a cualquier edad, ¡elige una dieta a base de plantas!

Enseñar a nuestros hijos la mejor manera de comer y de alimentar sus cuerpos para el éxito es primordial. Aproximadamente uno de cada tres niños y adolescentes estadounidenses tiene sobrepeso o es obeso. La obesidad infantil es actualmente la preocupación de salud número uno entre los padres en los Estados Unidos, superando el abuso de drogas y el tabaquismo. Y pronto, podríamos ver la primera generación en tener una esperanza de vida más corta que la de sus padres.[7] Alejémonos de esta tendencia y revirtamos los efectos de esa dieta excesivamente complaciente y procesada que le estamos dando a nuestros hijos. Como viste con el caso de mi hijo, los niños quieren imitar a sus padres. Así que para ayudarte a crear nuevos hábitos saludables para una dieta a base de plantas, no solo estás cambiando tu vida, sino también las vidas de tus hijos.

COMER PLANTAS ES BUENO PARA NOSOTROS Y PARA EL PLANETA

Elegí una dieta a base de plantas por razones totalmente egoístas: porque siempre he estado en busca de un bienestar óptimo, y todo lo que aprendía y leía me llevaba en esa dirección. El hecho es que una

---

[7] http://www.heart.org/HEARTORG/Siendo saludables/Sobrepeso en los niños_UCM_304054_Article.jsp, accedido el 15 de septiembre de 2014.

alimentación a base de plantas es mejor para ti como individuo. Una vez que comencé a sentir todos los beneficios, tuve la oportunidad de ver que los efectos de estas magníficas elecciones tenían sus beneficios: comer plantas no sólo es mejor para mí, es mejor para todo el mundo.

Mi deseo de bienestar personal me permitió encontrar un estilo de vida libre de crueldad, que me hizo comprender que los ecos de mis elecciones eran mucho más profundos de lo que jamás había imaginado. El hecho es que estamos viviendo en una época en la que, a pesar de toda nuestra tecnología y avances, nuestro medio ambiente está en peligro, y alrededor del mundo la gente todavía se está muriendo de hambre.

Las plantas son una fuente superior de alimentos para los seres humanos, por su nutrición, y también por su impacto. En términos individuales y colectivos, comer plantas tiene más sentido que comer animales. Ten en cuenta que las plantas producen diez veces más de proteína por acre que la carne. Y que un acre de tierra puede producir 20.000 kilos de papas o 165 libras de carne de res.[8]

Dado que las plantas son ricas en nutrientes, podríamos producir más alimentos en menos espacio para más gente. Esto significa mucho si tenemos en cuenta que aproximadamente 870 millones de personas en el mundo no comen lo suficiente para estar saludables.[9]

Y una dieta a base de plantas es mejor para el planeta. La cantidad de carne de res que come un estadounidense promedio en un año crea tantos gases de efecto invernadero como conducir un auto durante más de 1.800 millas. Además, la Organización para la Agricultura y la Alimentación de las Naciones Unidas estima que la industria de la carne genera casi una quinta parte de las emisiones de gases del efecto invernadero de origen humano, las cuales están acelerando el cambio climático en todo el mundo... mucho más que el transporte.[10]

¡Pero la conciencia está aumentando! Según el estudio de 2014 "Los vegetarianos en los Estados Unidos", realizado por el *Vegetarian Times*, siete millones de estadounidenses ya son vegetarianos, un millón de ellos son completamente veganos, y más de 23 millones de personas tienen "inclinaciones vegetarianas".

---

[8] John Robbins, *Diet for a New America*.

[9] Programa Mundial de Alimentos, a través de 22daysnutrition.com.

[10] Lunes sin carne, a través de 22daysnutrition.com.

En un mundo que se está volviendo rápidamente más pequeño, ¡es vital que veamos cómo nuestro consumo de alimentos está afectando el medio ambiente! Si comer plantas puede hacernos sentir mejor cada día, al mismo tiempo que reduce o minimiza el hambre mundial y el calentamiento global, ¿por qué no habríamos de aceptarlo?

Por mi parte, me siento muy orgulloso de saber que los efectos a largo plazo de mi decisión de alimentarme a base de plantas no sólo protege mi salud y la de este planeta, sino que también proporciona un ejemplo para mis hijos.

LOS ALIMENTOS SON MÁS IMPORTANTES QUE EL EJERCICIO

Como fisiólogo del ejercicio, valoro más que casi todo la importancia del ejercicio para crear un estilo de vida saludable. Y, sin embargo, la dieta, más que el ejercicio, es la responsable de tu salud y, sobre todo, de tu peso, un hecho que he demostrado una y otra vez con mis clientes. La pérdida exitosa de peso es 75 por ciento dieta y 25 por ciento ejercicio. Nunca se puede calcular el daño causado por las carnes procesadas, así que por favor, haz ejercicio para la salud, y no como una excusa para comer. Si quieres perder peso y cambiar tu salud, debes desarrollar el hábito saludable de comer plantas.

Comer plantas puede ayudar a revertir los síntomas de algunas enfermedades graves. ¡También puede prevenirlas en primer lugar!

Comencé mi carrera con el objetivo de ayudar a prevenir enfermedades al cambiar los hábitos, un enfoque proactivo de la salud que es más fácil que tratar los síntomas de enfermedades con recetas y medicamentos. Yo sabía que las llaves a mi éxito atlético y a un físico saludable tienen sus raíces en los alimentos que comía, y quería compartir el mensaje de empoderamiento de que mis clientes pudieran controlar su salud y bienestar simplemente al cambiar su dieta. Me encantaba trabajar con personas a medida que implementaban estos pequeños cambios, y ver cómo su confianza y alegría en la vida aumentaban mientras se convertían en la mejor versión posible de sí mismas.

Yo había estado entrenando individualmente a mis clientes por varios años en Miami, y quería llevar mi negocio al siguiente nivel. La mejor forma de cardio es hacer entrenamientos cortos e intensos, y encontré en el *spinning* un entrenamiento de alta intensidad particularmente eficaz. Así que decidí abrir el primer estudio de *spinning* en Miami.

El spinning no era tan bien conocido a comienzos de los años noventa como lo es ahora. Recuerdo que la gente decía, "¿Bicicletas en una habitación? Eso no tiene ningún sentido. ¿Quién quiere subir a una bicicleta en una habitación?". Sin embargo, me pareció que sería increíble un entrenamiento de alta intensidad en sólo 45 minutos y con la camaradería de un grupo, pero que fuera también un entrenamiento basado en el desempeño individual. Me arriesgué e invertí en la apertura del estudio. El día que abrí las puertas, eché un buen vistazo a mi chequera. Lo había gastado todo en esta oportunidad. No había marcha atrás. Tenía que hacer que funcionara.

Al principio, era sólo yo. Yo era el instructor. Yo era el recepcionista. Daba ocho clases al día. Abría la puerta, dejaba entrar a la gente, les cobraba, los hacía subir a la bicicleta, daba la clase, me bajaba de la bicicleta, abría la puerta, los dejaba salir, dejaba entrar a otras cuantas personas, les cobraba, y así, una y otra vez.

Se corrió la voz. Al cabo de un mes, todas las clases estaban llenas. Había una lista de espera. Fue simplemente increíble.

Las bicicletas habían llegado al sur de la Florida. ¡A la gente le encantó!

A medida que yo consolidaba una base bastante leal de seguidores, algunos miembros estuvieron especialmente entusiasmados. Un grupo particular de mujeres venían juntas a clase; eran mujeres hermosas que tenían un poco de sobrepeso, tal vez 30 libras. Y entonces empezaron a ir dos veces al día.

Y me dije a mí mismo: "*¡Oh, Dios mío, esto va a ser enorme!*". Las mujeres eran increíbles, y era muy gratificante verlas todos los días en mis clases. Yo estaba trabajando duro, ellas también, y yo sabía que nuestra asociación nos beneficiaría a todos. Ellas iban a perder el peso que querían, y yo iba a tener la satisfacción de ayudar a las personas a lograr sus transformaciones, tal como me había propuesto hacer. ¡Yo estaba muy emocionado! Ellas se sentirían y se verían increíble, y les dirían a sus amigas que era así como habían perdido peso...Yo no podía esperar a verlas transformar sus vidas. Estaban tan comprometidas con las clases que yo sólo sabía que sería la primera vez en sus vidas que tendrían tanto éxito con un programa de ejercicios.

Pasó una semana, luego dos, luego un mes, pero las transformaciones que yo esperaba no llegaban.

Las mujeres seguían entrenando conmigo dos veces al día, pero se veían exactamente igual. Y me dije: *"Esto no tiene ningún sentido. ¿Qué está pasando aquí?"*.

Una vez que puse en práctica mi capacidad de análisis y empecé a buscar una solución, comprendí que todo se reducía a los hábitos. Mis clientas habían desarrollado el hábito del ejercicio, pero no habían creado el hábito de comer de una manera saludable. Eran completamente inconscientes de lo que le estaban dando a sus cuerpos, y eso las estaba descarrilando.

Y su hábito de entrenarse no consistía en hacer ejercicio y obtener resultados. Consistía en socializar. Todas ellas se reunían a las nueve de la mañana para tomar mi clase, y reían y hablaban unas con otras, se iban juntas, volvían y se ejercitaban de nuevo, pero no estaban pensando en hacer ejercicio. Estaban pasando tiempo juntas y divirtiéndose.

Ellas estaban sudando definitivamente en mis clases; eso era seguro, y ellas lo sabían. Como su hábito giraba en torno a la diversión y no a los resultados, y puesto que todo el ejercicio las hacía sentir como si estuvieran quemando tantas calorías en mis clases que podían comer lo que quisieran en el *brunch*, no habían podido perder una sola libra. Estaban comiendo más de lo que estaban quemando, y nunca iban a bajar de peso a menos que cambiaran su forma de comer. ¡Yo sabía que podía ayudarles a alcanzar sus metas, pero obviamente, no quería ofenderlas!

En última instancia, si estaban yendo a las clases, yo tenía la responsabilidad de ayudarles a alcanzar todos los beneficios. Yo quería que ellas tuvieran la transformación que estaba fácilmente al alcance de todas ellas.

Así que se me ocurrió un plan. Me acerqué a ellas después de una clase, y les pregunté si me ayudarían con un estudio que estaba haciendo. Todas estuvieron de acuerdo, con su gran entusiasmo habitual, y les expliqué lo que harían en mi programa.

"Estoy desafiando la manera en que vemos el ejercicio y la dieta. Quiero ver cuánto más eficaz es el ejercicio cuando se tiene una nutrición a base de plantas".

Al igual que los estoy desafiando a ustedes, desafié a esas damas a cambiar su enfoque de alimentos por otros que fueran saludables, limpios, orgánicos y basados en plantas: frutas, vegetales y granos. Les pedí que eliminaran todos los alimentos procesados que estaban acostumbradas a comer, así como las comidas rápidas, los filetes de carne, la carne con queso, y... ustedes entienden el punto. En lugar de una mesa llena de los alimentos que les estaban causando todos sus problemas de peso y de salud, las desafié a llenar sus mesas con vegetales verdes, tubérculos, quinua, arroz integral, frijoles, manzanas, peras, sandías, y otros alimentos frescos e increíbles. Como dice Michael Pollan, "Si viene de una planta, cómelo; si se ha hecho en una planta, no lo comas".

Yo sabía que si ellas seguían el plan, verían los resultados. Les dije que una vez que se adaptaran a este nuevo estilo de comer, ya no ansiarían alimentos muertos y excesivamente procesados, sino que también experimentarían mayores niveles de energía, mejora del sueño, mejor estado de ánimo, y reducción de grasa corporal. Bajarían de peso, y serían más saludables.

Esta fue una experiencia increíble para mí, porque yo estaba realmente integrando todas las cosas que había trabajado tan duro para estudiar: la sicología, la fisiología, la anatomía y la nutrición.

Durante las siguientes semanas, las mujeres siguieron mi menú, comieron vegetales, frutas y granos. Cocinaron más en casa. Prepararon y compartieron ensaladas en lugar de atracarse de *brunch* gourmet llenos de grasas saturadas, carbohidratos procesados, y todas las otras cosas indeseables para sus cuerpos. Dejaron de comer sus comidas regulares con harinas peladas y procesadas, carne, pollo, pescado, queso o huevos. Y comieron frutas frescas, vegetales vibrantes, granos magníficos, y ¿saben que pasó?

Los resultados se dieron.

En tan sólo unas semanas, estas mujeres —que habían estado haciendo ejercicio dos veces al día durante un mes sin pérdida de peso— comenzaron a bajar las libras que querían y se convirtieron en versiones más sanas y felices de sí mismas. Al cambiar sus hábitos, alcanzaron el éxito. Entre todas, perdieron cien libras en seis semanas.

Todas se transformaron.

Todas y cada una de ellas.

Luego de comer plantas.

LOS ALIMENTOS REALES TIENEN SABORES Y BENEFICIOS REALES

"Nunca pensé que podría tener esta cantidad de energía".

"Ya no me duele el estómago".

"Nunca pensé que sería tan delicioso".

"Todas mis amigas quieren ensayarlo ahora mismo".

Estos son algunos de los comentarios típicos que recibo de personas que han hecho la transición a una dieta a base de plantas. Muchos de nosotros nos hemos acostumbrado a sentirnos cansados y con náuseas, hinchados y sin ánimos diariamente.

Cuando te acostumbras a comer todos estos alimentos transgénicos en lugar de alimentos reales, te acostumbras tanto a la explosión de sabores artificiales que cuando pruebas un sabor real, tus papilas gustativas no saben lo que haces. Es como si hubieras consumido tanto sabor a limón artificial que tus papilas gustativas se confunden por la potencia cítrica y natural de un limón de verdad, por tanto sabor a cereza artificial que cuando comes una cereza de verdad, tus papilas gustativas se sienten tan descontroladas por los sabores químicos tan fuertes que ni siquiera puedes apreciar los sabores vibrantes, frescos y deliciosos que tu boca está descubriendo.

Al eliminar los alimentos transgénicos de tu dieta, algo mágico sucede. Después de unos días, tus papilas gustativas se normalizan. De repente, entiendes a qué sabe una zanahoria. A qué sabe una manzana. A qué sabe un mango. A qué se supone que sabe realmente lo dulce.

Si sigues el programa durante 22 días, disfrutarás resultados de gran alcance. Perderás peso. La alegría en tu vida aumentará. A medida que tus nuevos hábitos comiencen a instalarse, te sentirás cada vez mejor y aprenderás que en realidad te *gusta* comer vegetales y frutas con frecuencia.

Te sentirás increíble, y comenzarás a anhelar esos alimentos frescos y deliciosos.

Los alimentos que componen una dieta equilibrada a base de vegetales pueden ser totalmente nuevos para ti, o una parte de tu forma actual de comer, pero ten la seguridad de que cuando llegues al día 22, estos serán los pilares de tu dieta deliciosa y rejuvenecedora.

- **Proteínas de plantas:** Hay muchísimos tipos diferentes de fuentes de proteína para dietas a base de plantas, desde los frijoles colorados y las lentejas a las opciones menos conocidas como la espinaca y el boniato.

- **Frutos secos y semillas:** Llenos de grasas saludables y de proteínas, son refrigerios maravillosos, así como adiciones a ensaladas y platos de acompañamiento. Prueba las semillas de linaza, de chía, las almendras (y la leche de almendras), así como las semillas de calabaza y de girasol.
- **Vegetales verdes:** Son fuente de todo tipo de vitaminas y minerales saludables, así como de fibra. Los vegetales de hojas verdes oscuras son una prioridad, ¡pero eso no significa que no puedas agregar un poco de col rizada púrpura y colorida o mezclarlos de vez en cuando!
- **Frutas y otros vegetales:** Satisface tu gusto por lo dulce con mangos, bananos y peras, pero también con vegetales coloridos como pimientos y remolachas. Mientras más colores, mejor.
- **Almidones saludables:** No todos los almidones son malos; sólo tienes que ser consciente de tus opciones y comer almidones que ofrecen una gran cantidad de nutrición, tales como el boniato, la calabaza, el arroz integral y de grano entero, la quinua, y la avena en hojuelas.

El objetivo del plan de La revolución de 22 días es hacer que vuelvas a comer todos los regalos que la naturaleza te ha proporcionado: todos esos vegetales deliciosos y llenos de sabor, esas frutas dulces, esos granos masticables y crujientes, en su estado más natural posible. Con mis recetas simples y deliciosas, no necesitarás un chef para comer como si tuvieras uno. (Sin embargo, las comidas entregadas a domicilio te pueden ayudar: ver 22daysnutrition.com para más recursos).

Si comes plantas y te alejas de los alimentos procesados y malsanos, recorrerás una gran distancia para mejorar la calidad de tu vida y perder cualquier peso adicional. ¡Es cierto! Muchas de las enfermedades que nos azotan, desde la diabetes a la presión arterial alta, ataques al corazón, obesidad o acné, son el producto de la indiscreción dietética y los estilos de vida sedentarios. ¿Qué sucede cuando haces el cambio y comes verdaderos alimentos a base de plantas, como coliflor, manzanas, brócoli, naranjas, frambuesas, quinua, frijoles negros y albahaca?

Que revolucionas por completo tu vida y tu salud.

4

TU COMIDA = TU SALUD

MARLIS ES UNA MUJER HERMOSA y activa que tenía algo más de sesenta años cuando la conocí. Había sido delgada en su juventud, pero a medida que se hizo mayor, aumentó diez libras, y luego veinte, que ella atribuyó a la edad. Marlis no tenía necesariamente sobrepeso, pero se había estado sintiendo débil y cansada, cosa que también atribuyó a su edad. Se sintió inspirada para ensayar La Revolución de 22 días después de pasar unas vacaciones con su hijo, que había intentado el programa y le encantó, y todavía seguía una dieta a base de plantas. Como a ella le encantaba cocinar, disfrutó mucho de preparar y degustar nuevos platos, y rápidamente le encantó la sensación que sintió luego de comer alimentos limpios, orgánicos y libres de crueldad. Su energía se disparó por las nubes, perdió el peso obstinado que había creído que era un efecto natural del envejecimiento, y vio que estaba durmiendo mejor que en varias décadas.

Cuando completó el programa de los 22 días, Marlis comprendió que, anteriormente, no había pensado mucho en lo que le estaba dando a su cuerpo, de dónde venía o cómo se cultivaba. Estaba encantada con la sensación de abundante energía, el mejor sueño y el mejor estado de ánimo que estaba experimentando, y se sentía orgullosa de las decisiones que estaba tomando.

Permaneció un mes con su hijo, y cuando regresó a casa, continuó con su nuevo estilo de vida, que ya sentía como algo natural. Poco después llegó el momento de su chequeo anual, incluyendo el análisis de sangre.

Su médico le pidió que volviera al consultorio para examinar sus resultados. Esto era inusual, y ella comenzó a preocuparse. Los médicos sólo te llaman cuando algo está mal, ¿verdad? Y cuando hacen esto, algo debe estar realmente mal.

Marlis entró al consultorio de su médico con mucho temor y se sentó, preparada para lo peor.

—¿Qué has estado haciendo de manera diferente? —le preguntó su médico.

—Me fui de vacaciones, mi hijo estaba en una nueva dieta, así que la intenté, y realmente me gusta. Ahora como alimentos a base de plantas —dijo Marlis.

—¡Lo que sea que estés haciendo, no dejes de hacerlo! ¡Tus resultados están mejor que en muchos años! —replicó su médico.

Marlis se emocionó al enterarse de que sus niveles de colesterol habían disminuido, sus niveles de insulina en ayunas eran menores, y aunque nunca había tenido sobrepeso, había perdido unas cuantas libras no deseadas. Estaba agradecida de haber descubierto la forma de vida a base de plantas, y aún más orgullosa del hecho de haber tomado la iniciativa para explorar.

Siempre he dicho que nuestra salud es el área de nuestras vidas que no podemos delegar o dejar en manos de otra persona. Tus pensamientos, acciones y hábitos cotidianos tienen el poder de arruinar tu salud y hacerte subir de peso, o de mantenerte delgada, saludable y vital.

COMER PARA TENER SALUD Y VITALIDAD

Si descubrieras que algo que has estado haciendo inconscientemente durante toda tu vida te ha hecho daño, ¿no quisieras terminar con eso? ¿Qué tal si lo que estabas haciendo inconscientemente era la razón por la que te sentías pesado, cansado y enfermo? Por supuesto que lo harías. ¿Quién quiere pesar cincuenta o incluso diez libras más de lo que debería? ¿Quién quiere perderse la oportunidad de las alegrías de la vida porque tiene que ir al médico o, peor aún, al hospital? ¡Nadie!

Así que aquí están los hechos: si tienes sobrepeso y/u obesidad, si te sientes fatigada todo el tiempo, si tienes pre-diabetes, diabetes o enfermedades del corazón, si tienes dolor de estómago, ardor de estómago, estómago hinchado, acné... es probable que la causa sea tu comida. Todas esas cosas que consumes y que vienen en envolturas plásticas de colores fluorescentes y brillantes, son responsables de que te sientas gorda, cansada y enferma. Todos los productos procesados de origen animal, los lácteos y los derivados del azúcar que crees que te gustan, ¡en realidad te están haciendo daño!

Entonces, ¿qué vas a hacer al respecto?

Si estás listo para comenzar a comer alimentos que te hagan más sano, más fuerte, más ágil, y más feliz, tienes en tus manos el mapa para tu salud. Debido a que la comida puede ser la mayor fuente de nuestra salud, y comer plantas significa darte a ti mismo la mejor salud posible. Al eliminar los productos de origen animal como carnes, productos lácteos y huevos, y seguir una dieta a base de plantas, frutas, vegetales y granos, podemos invertir la tendencia y hacernos más sanos en lugar de más enfermos, más fuertes en vez de más débiles.

ALIMENTARTE A BASE DE PLANTAS ES SIMPLEMENTE MEJOR PARA TI

Las mejores dietas y las más nutritivas para nuestros cuerpos se componen de alimentos vivos de la tierra. La investigación científica ha demostrado que los veganos y los vegetarianos que siguen una dieta a base de plantas tienen menores niveles de cáncer, derrames cerebrales y enfermedades del corazón (que sigue siendo la principal causa de muerte en los Estados Unidos). Los veganos son más delgados. Los veganos son más saludables. Los veganos viven más tiempo. ¡No es posible exagerar los beneficios de una dieta a base de plantas!

Así como estar en forma y energizado puede deberse a tus comidas, lo mismo se aplica cuando tienes sobrepeso, altos niveles de colesterol, presión arterial alta, diabetes o asma. ¡Cambia tu comida y cambiarás tus síntomas! Se ha demostrado que comer frutas y vegetales reduce los niveles de colesterol, disminuye la presión arterial, previene y revierte incluso la diabetes, reduce los ataques de asma, y aumenta el metabolismo del cuerpo, ayudándote a quemar calorías con mayor eficacia.

Si quieres perder peso y no recuperarlo, una alimentación a base de plantas es la mejor manera de hacer esto. Las plantas tienen menos calorías, más fibra y menos grasas insalubres por onza que la carne. En lugar de una comida rápida promedio, puedes preparar una abundante ensalada con hummus, frijoles, vegetales rallados, aderezo de vinagreta, y cerca de seis tazas de fruta para el postre. Esta es una cantidad mucho mayor de la que comerías en una comida, así que ya puedes ver cómo el hecho de seguir una dieta a base de plantas te da más nutrición y muchas menos calorías. Es por eso que les enseño a mis clientes a equilibrar su entrenamiento con su nutrición, ya que las plantas y el ejercicio son una combinación ganadora.

Incluso si todavía no tienes el hábito del acondicionamiento físico, ¡el simple hecho de comer plantas puede ayudarte a perder peso! Según el Dr. Neal Barnard, una dieta a base de plantas aumenta el metabolismo del cuerpo, quemando calorías hasta un 16 por ciento más rápido de lo que haría el cuerpo en una dieta a base de carne. Y de acuerdo con la investigación realizada en la Escuela de Salud Pública de la Universidad de Loma Linda, los veganos son, en promedio, 30 libras más delgados que los consumidores de carne. Ese es el valor de comer plantas.

El hecho es que si sigues una dieta bien balanceada y a base de plantas y estás activa durante todo el día, ¡puedes perder el peso que quieras! Aunque no tengas un entrenador o una membresía en un gimnasio, tú puedes hacerlo. ¡Un informe de 2006 sugiere que la pérdida de peso para un vegetariano no depende del ejercicio! ¿Cómo es posible esto? Los alimentos veganos son almacenados y quemados en un proceso diferente a los alimentos no veganos. Una dieta a base de plantas le ayuda a tu cuerpo a *quemar más calorías después de las comidas*, mientras que la carne y los alimentos procesados se almacenan en forma de grasas, haciendo que se queme un menor número de calorías.[11] Puedes ser muy saludable si sigues una dieta sensata, siempre y cuando seas generalmente activo, incluso si no vas al gimnasio dos veces al día.

Lo mejor que puedes hacer por ti mismo es un entrenamiento activo y una dieta saludable. Lo que quieres evitar es un entrenamiento activo con una dieta deficiente. Como hemos visto con mis primeras clientas de *spinning* en Miami, si haces mucho *spinning*, corres o haces entrenamiento de resistencia, y lo complementas con los tipos de alimentos llenos de carnes y grasas que sirven en centros comerciales, patios de comida y tiendas de comestibles, nunca perderás peso ni te sentirás muy

---

[11] S. E. Berkow y N. Barnard, "Las dietas vegetarianas y el peso. *Nutr Rev.* Abril de 2006; 64 (4):175–88. DOI: http://dx.doi.org/10.1111/j.1753-4887.2006.tb00200.x [PubMed].

bien. Por un lado, es probable que estés consumiendo más calorías de las que quemas, y por lo tanto, nunca perderás peso. Y por el otro, estás sobrecargando tu cuerpo y causando inflamación cuando haces ejercicio, pero no le das a tu cuerpo los alimentos que necesita reponer. Así que te estás haciendo el doble de daño.

Seguir una dieta bien equilibrada a base de plantas, llena de mangos, pomelos, melones, mijo, frijoles negros, col rizada, pimientos y todas las otras deliciosas plantas que existen, es la manera de consumir la cantidad correcta de calorías y de ayudarle a tu cuerpo a reducir la inflamación; exactamente lo que necesitas para sentirte lo mejor posible.

¡PLANTAS, NO PÍLDORAS!

Si te estás preocupando por tu salud, me gustaría que sacaras un momento para pensar sobre la manera en que tus preocupaciones son probablemente las de tus vecinos, y las de los vecinos de estos. En tu calle, tu pueblo o ciudad, y a lo largo de tu estado y de todo el país, la gente está sufriendo problemas de salud a causa de los alimentos que comen. El problema es personal para cada individuo que tiene acumulación en las arterias, exceso de grasa alrededor de la cintura y el hígado, y para cada médico que tiene que explicar a sus pacientes que su salud está en grave riesgo. También es un problema que es motivo de preocupación nacional.

Nuestro país está cada vez más enfermo y más gordo, mientras que los costos de atención de la salud siguen subiendo y subiendo. La enfermedad cardíaca es la principal causa de muerte en los Estados Unidos, seguida por el cáncer.[12] ¿No hace esto que *no* enfermarse sea el plan más sólido posible en primer lugar?

Eso es lo que el gobierno finlandés decidió en la década de 1970, cuando los médicos se dieron cuenta de que la población se estaba muriendo de enfermedades prevenibles a edades muy tempranas.[13] ¡Los hombres jóvenes estaban muriendo de ataques al corazón! Durante un período de unos diez años, se tomaron medidas para cambiar la forma

---

[12] http://journals.lww.com/journalpatientsafety/Fulltext/2013/09000/Un nuevo cálculo de daños en pacientes basado en evidencias.2.as px. Accedido el 21 de noviembre de 2014.

[13] http://www.who.int/chp/about/integrated_cd/index2.html, accedido el 25 de junio de 2014.

en que la gente comía: disminuir la cantidad de grasa de origen animal saturada (como la mantequilla) y aumentar el consumo de alimentos frescos. En 1995, la mortalidad por enfermedades del corazón en hombres entre 30 y 64 años se redujo en un 65 por ciento en Finlandia.

Pero aquí en los Estados Unidos, donde estamos muy orgullosos de nuestros estilos de vida y de nuestros logros, seguimos comiendo alimentos que ya sabemos que amenazan nuestra salud y longevidad de maneras muy reales y graves. Y a pesar de toda la investigación acerca de lo importante que es comer plantas, hay mucha presión para seguir comiendo chatarra. En 2012, los restaurantes de comida rápida gastaron 4.600 millones de dólares en la publicidad de sus productos alimenticios para niños. Eso es un gran esfuerzo para convencernos de seguir alimentándonos con comidas chatarra procesadas que nos están enfermando.[14]

Un estudio realizado a medio millón de personas entre 50 y 71 años determinó que quienes comían más carnes rojas tenían también el mayor índice de masa corporal, se ejercitaban menos, y comían menos frutas y vegetales. Quienes comían más carnes rojas y carnes más procesadas, tuvieron un mayor riesgo de morir de cáncer o de enfermedades cardiovasculares.[15] De acuerdo con el Comité Asesor de Guías Alimentarias, las dietas a base de plantas se asocian con un menor riesgo de enfermedades cardiovasculares y de mortalidad.[16]

Un informe publicado en 2013 por el *Permanente Journal* exhortó a los médicos a aconsejar a sus pacientes a comer plantas. Según el informe, comer plantas es una forma barata y rentable para que las personas mejoren en lugar de estar más enfermas. Una alimentación saludable se definió como una dieta a base de vegetales: "Un régimen que fomenta alimentos enteros de origen vegetal, y desalienta las carnes, los productos lácteos y los huevos, así como todos los alimentos refinados y procesados".

El estudio continúa diciendo que comer plantas en lugar de alimentos

---

[14] http://www.fastfoodmarketing.org/ hechos de comida rápida en breve.aspx, accedido el 18 de agosto de 2014.

[15] R. Sinha et al., "El consumo de carne y de mortalidad: estudio prospectivo de más de medio millón de personas". *Arch Intern Med.* 23 de marzo de 2009; 169 (6): 562–71. DOI: http://dx.doi.org/10.1001/archinternmed.2009.6. [PMC free article] [PubMed].

[16] Informe del Comité Asesor de las Guías Alimentarias en las directrices dietéticas para los estadounidenses, 2010: a la Secretaría de Agricultura y a la Secretaría de Salud y Servicios Humanos. Washington, DC: Servicio de Investigación Agrícola del Departamento de Agricultura de EE.UU., Departamento de Salud y Servicios Humanos de EE.UU., mayo de 2010.

procesados puede disminuir el índice de masa corporal, la presión arterial y los niveles de colesterol. Además, los pacientes que empiezan a comer plantas pueden necesitar menos medicación. Esta es una noticia increíble para las personas que se preocupan por la diabetes, la presión arterial y enfermedades del corazón.

Una dieta a base de plantas puede ayudar a reparar tu cuerpo después de varios años de daños luego de comer carne y alimentos procesados. La comida es realmente tu mejor medicina.

A continuación, se indica cómo pueden ayudar las plantas:

Obesidad. Los investigadores han demostrado que existe una asociación positiva entre la obesidad y el consumo de carne.[17] En 2006, una revisión de 87 estudios publicados encontró que seguir una dieta vegana o vegetariana ayudó a las personas a perder peso. También informó que las poblaciones vegetarianas tienen tasas más bajas de enfermedades del corazón, presión arterial alta, diabetes y obesidad.[18]

Diabetes. ¿Quieres mejorar la sensibilidad a la insulina y disminuir la resistencia a la insulina? Come plantas. En una prueba clínica a personas con diabetes tipo 2, el 43 por ciento de los sujetos que seguían una dieta vegana con un bajo contenido de grasa, mejoró la sensibilidad a la insulina y la disminución de la resistencia a la insulina.[19] Otro estudio mostró que los vegetarianos tienen aproximadamente la mitad del riesgo de desarrollar diabetes que los no vegetarianos.[20]

---

[17] Y. Wang and M. A. Beydoun, "El consumo de carne está asociado con la obesidad y la obesidad central entre los adultos estadounidenses". *Int J Obes* (Lond) Junio de 2009; 33 (6): 621–8. DOI: http://dx.doi.org/10.1038/ijo.2009.45. [PMC free article] [PubMed].

[18] S. E. Berkow and N. Barnard, "Las dietas vegetarianas y el peso". *Nutr Rev.* Abril de 2006; 64 (4):175–88. DOI: http://dx.doi.org/10.1111/j.1753-4887.2006.tb00200.x. [PubMed].

[19] N. D. Barnard et al., "Una dieta vegana baja en grasa mejora el control glucémico y los factores de riesgo cardiovasculares en un ensayo clínico aleatorio en individuos con diabetes tipo 2". *Diabetes Care.* 29 de agosto de 2006 (8): 1777–83. DOI: http://dx.doi.org/10.2337/dc06-0606. [PubMed].

[20] A. Vang et al., "Carnes, carnes procesadas, obesidad, aumento de peso y ocurrencia de la diabetes entre adultos: hallazgos de Estudios Adventistas sobre la Salud". *Ann Nutr Metab.* 2008; 52 (2): 96–104. DOI: http://dx.doi.org/10.1159/000121365 [PubMed].

Presión arterial alta. En otro informe de 2010, el Comité Asesor para las Guías Alimentarias aconsejó a los Departamentos de Agricultura, y de Salud y Servicios Humanos de los Estados Unidos, que las dietas vegetarianas se asociaron con una menor presión arterial sistólica y una menor presión arterial diastólica.[21]

Enfermedades del corazón. Las plantas son también un tratamiento eficaz para la enfermedad cardíaca coronaria. Una de las personas más importantes en el tratamiento de las enfermedades del corazón es el Dr. Dean Ornish, quien cree que los cambios en el estilo de vida, incluyendo la adopción de una dieta a base de plantas, puede tener un impacto positivo en el bienestar. La Prueba Estilo de Vida del Corazón estudió los efectos que tuvieron los cambios intensivos en el estilo de vida en la arteriosclerosis. El régimen a base de plantas de Ornish sugirió que la grasa constituye el 10 por ciento de calorías, las proteínas componen entre el 15 y el 20 por ciento, y los carbohidratos constituyen del 70 al 75 por ciento. El colesterol se restringió a cinco miligramos al día. Después de solo un año, el 82 por ciento de los pacientes que habían sido diagnosticados con enfermedades del corazón y que luego siguieron su programa, tuvo algún nivel de regresión de la aterosclerosis. Mientras tanto, más de la mitad de los pacientes en el grupo de control —que *no* siguieron la dieta a base de plantas— experimentaron un *empeoramiento* de su aterosclerosis.[22] Cinco años después, el grupo que siguió el plan de alimentación experimentó mejorías similares a los resultados de los pacientes que habían tomado medicación.[23]

---

[21] Informe del Comité Asesor de las Guías Alimentarias en las directrices dietéticas para los estadounidenses, 2010: a la Secretaría de Agricultura y a la Secretaría de Salud y Servicios Humanos. Washington, DC: Servicio de Investigación Agrícola del Departamento de Agricultura de EE.UU., Departamento de Salud y Servicios Humanos de EE.UU., mayo de 2010.

[22] D. Ornish et al., "¿Los cambios de vida pueden revertir la enfermedad coronaria? Ensayo sobre el estilo de vida y el corazón". *Lancet*. 21, de julio de 1990; 336 (8708): 129–33. DOI: http://dx.doi.org/10.1016/0140-6736(90)91656-U [PubMed].

[23] D. Ornish et al., "Cambios intensivos en el estilo para la reversión de la enfermedad coronaria". *JAMA*. 16, 16 de diciembre de 1998 280 (23): 2001–7. DOI: http://dx.doi.org/10.1001/jama.280.23.2001 [PubMed].

¡Come plantas! Menor presión arterial, menor incidencia de diabetes, regresión de la aterosclerosis... la evidencia es clara de que las plantas son las decisiones correctas para todas las personas, especialmente para aquellas que están enfermas.[24] Si los alimentos que consumes te están enfermando, comer plantas puede ser tan beneficioso como tomar medicamentos. ¿Por qué recurrir a recetas médicas cuando puedes disfrutar de platos llenos de maravillosos vegetales y granos, y obtener beneficios similares?

¡Aprovecha el poder de las plantas sobre las píldoras!

MINERAL, VEGETAL

No tienes que comer animales con el fin de obtener todas tus vitaminas y minerales. Esta es una idea errónea, especialmente entre las personas que no han tenido una gran cantidad de exposición a veganos y vegetarianos sanos y saludables. Me hacen preguntas sobre cómo obtener suficiente proteína, hierro, calcio, y estoy encantado de hacerte saber que obtendrás toda la nutrición que necesitas en una dieta a base de plantas (excepto la vitamina B12, como verás más adelante).

Piensa en esto: ¿De dónde viene toda la nutrición en los animales que has estado comiendo? ¡De las plantas! Las plantas son la fuente original de todos los minerales en los animales que has estado consumiendo. Los estudios han demostrado que luego de comparar vegetarianos y no vegetarianos, los vegetarianos estaban consumiendo *más* magnesio, potasio, hierro, tiamina, riboflavina, ácido fólico y vitaminas, y *menos* grasa total.

Las vitaminas y minerales en los alimentos son factores importantes en la salud de tu cuerpo. Como verás más adelante, los micronutrientes son esenciales para la salud de tu piel, tus órganos, sangre, huesos y músculos. Los alimentos vegetarianos ricos en nutrientes te harán más ágil, y, a la larga, más sana.[25] Al mismo tiempo, la clave es comer comidas *bien*

---

[24] "Actualización nutricional para los médicos: Dietas a base de plantas". *Perm J.* Primavera de 2013; 17 (2): 61–66.

[25] B. Farmer et al., "Un patrón de dieta vegetariana como un enfoque rico en nutrientes para el control de peso: un análisis de la Encuesta nacional para el estudio de la salud y la nutrición, 1999–2004." *J Am Diet Assoc.* Junio de 2011; 111 (6): 819–27. DOI: http://dx.doi.org/10.1016/j.jada.2011.03.012 [PubMed].

balanceadas. Comer una variedad de frutas y vegetales es la mejor manera de asegurarte de que estás recibiendo todos los nutrientes energéticos, minerales y vitaminas A, B y C. También es una gran manera de asegurarte de que estás recibiendo todas las grasas, carbohidratos y proteínas que tu cuerpo necesita.

¡MANTÉN LOS BENEFICIOS! SEGUIR EL PROGRAMA DE LA REVOLUCIÓN DE 22 DÍAS TE AYUDA A...

Combatir la diabetes. Aproximadamente 370 millones de personas viven con diabetes, y de acuerdo con la Federación Internacional de Diabetes, se espera que esa cifra aumentará a más de 550 millones en 2030. La diabetes tipo 2 es totalmente prevenible, y un gran número de investigaciones sugiere que una dieta a base de plantas puede ayudar a prevenir esta enfermedad.

Disminuir tu presión arterial. Muchas investigaciones, entre ellas la de la Escuela de Salud Pública de Harvard, sugieren que una dieta llena de frutas y vegetales puede ayudar a controlar la hipertensión. Casi uno de cada tres adultos estadounidenses sufre de presión arterial alta, lo que significa que está en mayor riesgo de enfermedad cardíaca y accidentes cerebrovasculares, dos causas principales de muerte en los Estados Unidos.

Mantener tu corazón sano. Investigadores de Harvard rastrearon los hábitos de salud de cerca de 110.000 personas durante 14 años, y encontraron que mientras mayor era el consumo de frutas y vegetales, menores eran las posibilidades de desarrollar enfermedades cardiovasculares. En concreto, las personas con un promedio de ocho o más porciones de frutas y vegetales al día tuvieron un 30 por ciento menos de probabilidades de tener un ataque al corazón o un derrame cerebral, en comparación con los que consumían menos de 1,5 porciones diarias.

Bajar de peso. Muchas investigaciones sugieren que los vegetarianos tienden a consumir menos calorías, y por lo tanto, pesan menos y tienen un índice de masa corporal menor que los no vegetarianos. Optar por frutas, vegetales y granos enteros en lugar de carne probablemente te hará sentir más lleno y con menos calorías.

Obtener mucha fibra. La fibra te mantiene "regular" al ayudarte en la digestión y prevenir el estreñimiento. Además, podría reducir tus niveles de colesterol y de azúcar en la sangre. Seguir una dieta a base de plantas significa consumir una gran cantidad de frutas y vegetales que están llenos de fibra. Solo una taza de frambuesas o de arvejas cocinadas equivale a ocho gramos de fibra o más, de acuerdo con la Clínica Mayo.

Ver con claridad. Como tal vez sabes, la vitamina A que contiene la zanahoria ayuda en la visión nocturna. Tus ojos pueden también pueden agradecerte si sigues una dieta a base de plantas rica en espinacas, col rizada, maíz, calabaza, kiwi y uvas. Se cree que los pigmentos de luteína y zeaxantina en estos alimentos ayudan a prevenir las cataratas y la degeneración macular.

LAS PLANTAS, LO MEJOR PARA TU VIDA

Me gustaría que hicieras del resto de tu vida, lo *mejor* de tu vida.

Cada vez que alguien acude a mí con una historia sobre el deseo de revertir enfermedades del corazón o la diabetes, o de perder diez, veinte o cincuenta libras, inevitablemente me entero de algo más profundo... de una relación difícil con la comida, o de un padre cuyos malos hábitos habían influido considerablemente, de la sensación de inseguridad en el trabajo o en las relaciones. He oído acerca de enfermedades, soledad, incertidumbre y depresión.

Lo que yo les digo es que nuestro bienestar mental y emocional tiene mucho que ver con lo que comemos. ¡La poderosa nutrición que se encuentra en las plantas puede ayudar a aliviar la depresión! Cuando no tienes una buena salud, cuando te sientes mal, pesado, poco atractivo o letárgico, todo en la vida parece más difícil. Las situaciones difíciles pueden resultar abrumadoras o insuperables. Tenemos menos bondad o compasión hacia todos, desde el extraño que conduce muy despacio delante de nosotros, a nuestro amigo que siempre se las arregla para decir algo equivocado. La depresión y los cambios de humor se han relacionado con una mala nutrición, mientras que comer plantas y obtener todas esas vitaminas y minerales puede ayudarte emocionalmente, y proporcionarte una sensación general de bienestar y positividad.[26]

Los efectos de una dieta a base de plantas son beneficiosos para la salud y el bienestar, ¡y eso incluye todas las áreas de tu vida! Cuando te sientes muy bien, y cuando tu cuerpo está zumbando con la energía y la nutrición de una dieta a base de plantas, todo es más fácil. Desarrollar el hábito de comer plantas te da la energía para hacerle frente a la vida, la energía para vivir tu vida de una manera positiva, amable y compasiva, y para tomar las decisiones correctas, por lo que puedes ser más saludable, por dentro y por fuera.

---

[26] http://www.webmd.com/depression/guide/diet-recovery, accedido el 18 de agosto de 2014.

SEGUNDA PARTE

PREPÁRATE:

Prográmate para el éxito

5

ESTRATEGIAS DIARIAS PARA EL ÉXITO

HAY UNA PLACA PEQUEÑA Y divertida que he visto en los restaurantes cubanos. Es simplemente un refrán: *"Hoy no se fía, mañana sí"*. Y, por supuesto, lo que significa es que *nunca* te darán crédito. ¿Cuántas dietas has empezado "mañana"? ¿Cuántas tareas desagradables en tu casa harás mañana? Pero en realidad, el mañana no llega nunca.

Si realmente quieres cambiar, tienes que estar listo para comenzar *hoy*. La revolución de 22 días se ha convertido en un reto y en un movimiento nacional, pero es más que eso: es tu reto y tu revolución personal. Cuándo empieces, es algo que depende de ti. Por cuánto tiempo duren los beneficios depende de ti. Si quieres hacer un cambio real, y quieres hacer que ese cambio sea permanente, puedes hacerlo. Tú puedes transformar; simplemente tienes que *empezar*.

CUMPLE CON LAS PORCIONES RECOMENDADAS

Durante las dos primeras semanas en especial, es muy importante atenerse a las porciones recomendadas. Cuando sigas una dieta a base de plantas consumirás menos calorías debido a que los alimentos son menos densos en términos calóricos. A medida que te embarcas en este programa, tendrás que romper con tus malos hábitos de comer y de complacerte en exceso. Puede ser incómodo y podrías sentir hambre a veces, pero eso está

57

TAMAÑO DE LAS PORCIONES:

Frijoles y legumbres: ½ a 1 taza

Granos como arroz, quinua, mijo y avena: ½ a 1 taza

Vegetales: 1 a 2 tazas (si de verdad tienes hambre, agrega otra taza de vegetales preparados con sencillez)

Frutas: 1 taza

Grasas como la del aguacate: ½ taza

Frutos secos, crudos y sin sal, semillas: ¼ de taza

Aceite de oliva: 1 cda.

Vinagre /limón/lima para aderezos: al gusto, según se desee

Mantequilla de nueces: 1 a 2 cdas.

bien. Tu cuerpo se está adaptando a los tamaños adecuados de las porciones y pronto prosperarás sin el estrés de digerir demasiada comida.

Al final de los 22 días, tu cuerpo se habrá adaptado a los tamaños de las porciones recomendadas y podrás comer intuitivamente sin exagerar. El objetivo es desarrollar hábitos de salud y entender la moderación.

Si estás tratando de perder peso, mantente en la cantidad más baja dentro de los rangos anteriores. Si te estás embarcando en el programa por sus innumerables beneficios para la salud, entonces no dudes en disfrutar del extremo superior del rango.

Si no estás viendo los resultados que esperabas, asegúrate de revisar el tamaño de tus porciones. Esa es la razón número uno de por qué el progreso tambalea.

Recientemente, vi que esto sucedió de primera mano cuando estaba ayudando a la hermana de un amigo mío. Él había tenido un gran éxito con La revolución de 22 días, y se convirtió en un seguidor permanente, transformando su salud y la de su familia, y quería que su hermana Alison siguiera la dieta a base de plantas. Él le insistió por dos años antes de que ella aceptara finalmente, y cuando lo hizo, se sumergió de lleno. Alison llenó su cocina con frutas, vegetales y granos enteros, y cambió su forma de comer.

Él la llamó una semana más tarde para ver cómo iba, y ella no había perdido una sola libra. ¿Cómo era posible eso? Él me habló del caso. Yo conocía a Alison desde hacía varios años, y fui a su casa para que me contara su historia. Ella me invitó a almorzar, acepté porque tenía hambre, y porque pensé que también sería una gran oportunidad de ver personalmente cómo seguía ella el programa. Alison había preparado una deliciosa ensalada a base de quinua, llena de vegetales, hierbas y vegetales verdes, y yo estaba encantado de ver cómo había evolucionado esta mujer, que normalmente se habría preparado un sándwich de mortadela en pan blanco con mostaza de color amarillo brillante.

Pero mientras yo la observaba, Alison se comió una porción, luego dos, y luego tres. De inmediato comprendí por qué se había descarrilado. Ella estaba comiendo los alimentos adecuados, en el momento adecuado, y con la actitud mental adecuada. Pero estaba comiendo *demasiado*. No estaba prestando atención a sus porciones. Y aún no había llegado a un punto en el que podía sentir ese instante sutil en que su cuerpo estaba lleno y que ya era hora de soltar el tenedor.

Una vez que identificamos el problema, y que ella aprendió a manejar sus porciones, comenzó a bajar de peso.

Si te has acostumbrado a comer demasiado, la transición a comer la cantidad adecuada de alimentos podría parecerte como estar hambriento. Siempre y cuando comas tres comidas bien balanceadas y al 80-10-10 al día (recuerda que esto es 80 por ciento de carbohidratos, 10 por ciento de proteína y 10 por ciento de grasa), estarás recibiendo la nutrición adecuada que necesitas, y proporcionándole un montón de combustible a tu cuerpo.

Verás estímulos para comer de manera consciente y cuidadosa a lo largo de este libro, así como recordatorios para comer con moderación. Ser consciente te ayuda a disfrutar de tu comida, al igual que comer con moderación. Si quieres evitar dolores de estómago e hinchazón, si quieres perder peso, come despacio y disfruta de cada bocado; y deja de hacerlo cuando hayas consumido tu porción. Y recuerda que tu cuerpo tarda veinte minutos para darte la señal de que estás lleno. Con el tiempo, tu cuerpo prosperará luego de recibir suficiente comida y no tener que digerir demasiado. Las punzadas de hambre desaparecerán, y pronto descubrirás la sensación de estar completamente satisfecha. En este punto de tu viaje, estarás lista para aprender a comer de acuerdo a cómo te sientas.

¡Al principio, no te preocupes si tienes hambre! Ejerce la moderación para establecer nuevos hábitos saludables y para lograr los mejores resultados en la pérdida de peso.

Recientemente, recibí una llamada de un amigo que quería seguir el plan, un hombre de unos sesenta años que había recibido un llamado de atención. Tuvo una conversación angustiosa con su médico, quien lo había convencido de que si no dejaba de comer carnes rojas y postres abundantes, iba a sufrir un ataque al corazón.

—Tengo que seguir este programa —me dijo—. Tengo muchas ganas de hacer esto.

¡Me puse muy feliz! Se trataba de un amigo muy querido, y durante muchos años, yo le había insistido en que hiciera un cambio, y finalmente, ya estaba listo.

Le envié el plan.

Me llamó de inmediato y me dijo:

—Bueno, ¿qué pasa si me da hambre?

—Entonces sabrás que estás haciendo todo bien —le dije.

—¿Qué? ¿Qué se supone que significa eso? —respondió él.

Le expliqué que la razón por la que nunca tenía hambre ahora era porque estaba comiendo en exceso.

—Es por eso que pesas trescientas diez libras —le dije con amabilidad—. Para que puedas tener buena salud, habrá algunas ventanas por las que tendrás que pasar, mientras piensas, 'Ojalá yo pudiera'.

Mi amigo entendió finalmente que tenía que aceptar la sensación de hambre. En un primer momento, se sintió ansioso tras la primera punzada de su estómago vacío. Pero logró acostumbrarse lentamente a esto, y a empezar a comer para tener una sensación de satisfacción, y no de llenura. Ha perdido más de ochenta libras y ya no se considera a sí mismo como un candidato a un ataque al corazón como una vez lo hizo. Se siente y se ve mejor que en varias décadas.

REFRIGERIOS

A lo largo de los próximos 22 días, podrás comer un refrigerio cada dos días como máximo, según sea necesario. Recuerda que estás tratando de acostumbrarte a comer sólo tres comidas, y a medida que tu cuerpo se adapta, puedes necesitar un refrigerio para sacarte de apuros. ¡Y habrá espacio para el postre! Disfruta de dos postres de la sección de recetas durante tu programa de los 22 días.

Refrigerios sugeridos:

- Frutos secos, crudos y sin sal (recuerda el tamaño de la porción: ¼ de taza)

- Un trozo de fruta
- Acompaña los vegetales con 2 cdas. de hummus
- 1 cda. de mantequilla de nuez con apio, manzanas, peras
- Media porción de un batido (recetas en el capítulo 19)

NO COMAS DE MANERA INCONSCIENTE

Durante las semanas uno y dos, te vas a acostumbrar a ser consciente de tus hábitos y a aprender cómo se siente al seguir una dieta a base de plantas. Es importante que te comprometas a tres comidas al día, e igualmente importante es comprometerte a ser consciente de lo que ocurre entre las comidas.

Marie estaba en sus veintes, y había luchado con su peso desde que era adolescente. Ella decidió ensayar por primera vez la alimentación a base de plantas después de leer acerca del éxito que muchos habían tenido. Marie estuvo muy comprometida a alimentarse exclusivamente de plantas, pero no obtuvo resultados en los primeros días, y tardó casi una semana en darse cuenta de que su desafío no consistía en alimentarse con plantas, sino en cambiar sus hábitos alimenticios.

A Marie le encantaba picar. Cuando se embarcó en el reto, simplemente cambió los refrigerios que estaba comiendo por otros "a base de plantas", aunque no estaba comiendo plantas, sino alimentos procesados a base de plantas.

Como verás en tus menús, cuando digo "refrigerio", me refiero a una fruta que es tan claramente una fruta que un niño podría identificarla. ¡El hecho de que el azúcar sea vegano no significa que pertenezca a tu comida! Cuando comes refrigerios a base de plantas, comerás frutas y vegetales, y no papas fritas, pretzels, galletas dulces o saladas.

Marie comenzó a investigar el mecanismo de sus hábitos en materia de refrigerios. No pasó mucho tiempo antes de que comprendiera que había desarrollado una afición autodestructiva a los alimentos. Recurría a los alimentos (más específicamente a sus refrigerios) cada vez que necesitaba desahogarse, celebrar, pensar, relajarse; en fin, casi en cualquier momento que sentía algo… es por eso que siempre terminaba con las manos vacías (los alimentos no resuelven los problemas, sino que los complican con sentimientos adicionales de fracaso). En el momento en que descubrió que su hábito de refrigerios le impedía alcanzar sus metas, trabajó en reemplazar los malos hábitos por otros más saludables (en su caso, comer palitos de vegetales porque eran crujientes, pues ella era una gran aficionada a las papas fritas, o distraerse con un paseo ocasional o llamando a un ser querido), y el éxito ocurrió poco después.

Marie perdió 15 libras durante su programa de 22 días. Siguió una dieta a base de plantas después de terminar el programa, y ha perdido 47 libras hasta la fecha. Hoy, Marie tiene el control de su salud y de su felicidad, y también ha incorporado algunos hábitos, como el surf y correr, lo cual la hace sonreír.

SIN ALCOHOL DURANTE 22 DÍAS

Voy a decir esto de manera breve y dulce: durante el curso de La revolución de 22 días, por favor evita el alcohol. Te daré tres razones: 1) estás bebiendo tus calorías; 2) el alcohol conduce a la deshidratación, lo que te hace sentir más hambre y puede reducir tu fuerza de voluntad, lo que lleva a decisiones de consumir malos alimentos; y 3) tu paladar comenzará a anhelar los viejos hábitos. Más tarde, después de tres semanas, y una vez que cambies tus hábitos y hayas comenzado a experimentar los beneficios de una alimentación a base de plantas, puedes decidir por ti mismo cómo hacer que el ocasional vaso de vino, de licor o de cerveza sea una parte de tu nuevo estilo de vida saludable.

Me di cuenta de lo importante que puede ser el hecho de tener conciencia del consumo de alcohol durante una experiencia con otro testimonio revelador de Beth, una buena amiga y cliente. Ella tenía cuarenta libras de sobrepeso y —como lo dice ella— se mantenía constantemente en dietas yo-yo. Ella intentó de buena gana de comer alimentos basados en plantas y valoró la gran cantidad de alimentos que podía consumir mientras mejoraba significativamente su salud, pero nunca podía llegar a los 22 días. Su fuerza de voluntad se desmoronaba y ella volvía a caer en sus viejos patrones antes de alcanzar su meta. En última instancia, pensó que este programa no era para ella.

Yo quería saber más sobre Beth, así que le pedí que me diera ejemplos de sus comidas diarias. Revisamos todas, del lunes al jueves por la tarde, pero no era ahí donde terminaba el asunto.

Cuando le pregunté qué comía los fines de semana, me dijo:

—Bueno, todavía como vegano, pero tengo que beber mi vodka, que es bajo en calorías y azúcar en comparación con otras bebidas.

Tuve que sonreír, porque Beth se enorgullece de ser una maestra en la redirección, y me estaba haciendo eso a mí.

—No te pregunté qué bebes; te pregunté qué comes —le dije.

Ella no podía dejar de reír y me dijo:

—Cuando bebo, empiezo a comer conscientemente, pero luego me encuentro comiendo papas fritas, frituras y todas las cosas de las que me privo a mí misma... ¡lo hago porque es el fin de semana, y porque sigue siendo 'vegana'!

El problema con Beth no era sólo que ella estaba bebiendo sus calorías —lo cual era uno de sus problemas—, sino que eso la estaba conduciendo a sus antiguos hábitos alimenticios y a comer en exceso. Peor aún, al día siguiente se despertó con la actitud correcta, pero por la tarde los antojos se estaban colando de nuevo en su paladar y en su mente. Ella comenzó con un compromiso: "Voy a tomar un vodka con soda, 'otro poco' sin aperitivos, sólo un vegetal crudo". Una bebida conducía inevitablemente a tres bebidas, y antes de que ella se diera cuenta, estaba de vuelta en su ciclo de atracones de comida y de bebida todo el fin de semana. El domingo, sintió que este programa no era para ella.

Finalmente convencí a Beth de que su salud era digna de una oportunidad de 22 días, y de que yo estaba seguro de que ella podía hacerlo. Beth llegó a la primera semana, la más dura, y sintió un nuevo nivel de claridad y de energía en la segunda. A la tercera semana, Beth se sintió empoderada, inspirada, e imparable. Continuó con el programa y, perdió 45 libras en cinco meses. Hoy en día, Beth vigila su bebida y tiene el control de su dieta.

Beth es la primera en decir que si ella puede hacerlo, cualquiera puede. En cuanto a mí, solo quiero que la gente la ensaye por 22 días y deje que el programa haga el resto.

USA TU BÁSCULA

Recientemente, le pregunté a un cliente cuánto pesaba. Él dijo: "No me he pesado en la báscula desde que te fuiste. Nunca me peso. ¡Le tengo fobia a la báscula!". Él no estaba bromeando. Estaba asustado de la báscula. Pero, por supuesto, él no tenía miedo de la báscula; sino del fracaso. Pero, ¿cómo puedes ganar una competencia si no te inscribes?

La báscula es tu amiga, así que te invito a pesarte todas las mañanas a primera hora. Una vez que estés en el programa, la báscula te mantendrá en equilibrio. Si piensas que estás comiendo bien, te subes a la báscula y mañana pesas una libra más de lo que pesabas hoy, podrás decir, "Guau, espera un minuto; puedo resolver eso". ¡Pesarte todos los días te ayudará a mantenerte a raya! Cuando te pesas, estás obteniendo una visión objetiva de tu progreso. No es algo personal. Es solo matemática, y te mantiene al tanto.

Comer de manera inconsciente es como usar una tarjeta de crédito. En términos cotidianos, no eres consciente de la suma total de tus acciones. No estás contando cada dólar; no eres consciente. Pero al final del mes, llega la cuenta y tu mandíbula cae abierta de par en par. "¿Quién gastó todo esto?". Bueno, tú. En el momento en que el banco te comienza a enviar cartas al correo —devolución, insuficiencia de fondos, devolución, insuficiencia de fondos, devolución, insuficiencia de fondos— estás mucho más allá del punto donde puedes dar la vuelta fácilmente.

Si no utilizas una báscula con frecuencia, es la misma cosa. Vas al médico una vez al año, subes a la báscula y él te dice: "Aumentaste veinte libras". Al año siguiente, otras 20. Es así como ganas peso. ¡Nadie sube de 120 a 320 libras de la noche a la mañana! Subes de 120 a 122, a 125, a 126, a 127, a 130, a 134, a 136, a 138, y si no estás prestando atención, seguirás subiendo. Así es como ganas peso. ¡Es pura matemática! Es difícil refutar la báscula. Veinte libras de más, año tras año, te ponen en una posición en la que tienes que esforzarte mucho más para volver a tener un peso saludable. Y es mucho más fácil mantenerte al día que ponerte al día. Es mucho más fácil poner fin a una acción un día después que tres meses después.

Si subes a la báscula y has ganado una, dos o tres libras, analiza tu día. Reflexiona sobre el día de ayer. La báscula te enseña a ser consciente de lo que estás haciendo.

Te dice que es hora de repasar tu lista mental:

- ¿Comí al 80 por ciento de llenura en cada comida?
- ¿Terminé cada comida sintiéndome demasiado lleno?
- ¿Estuve bebiendo mis calorías?
- ¿Dormí bien?

- ¿Hice ejercicio ayer?
- ¿Cuántas comidas comí y qué fue lo que comí?
- ¿Reemplacé mis comidas con refrigerios?
- ¿Comí demasiados postres veganos?
- ¿Comí alimentos veganos transgénicos, o alimentos realmente a base de plantas?
- ¿Consumí demasiada sal? ¿Estoy reteniendo agua?
- Y para las mujeres: ¿Estoy teniendo mi periodo?

La báscula es una herramienta para la salud. Es como cuando el médico escucha los latidos de tu corazón o te examina el azúcar en la sangre. Se trata simplemente de una medida. ¡Tienes que saber cómo lo estás haciendo en caso de que tengas que modificar algo! Si ves que los números suben en vez de bajar, tienes la oportunidad de mirar más de cerca tus hábitos.

CONCÉNTRATE EN TU MOTIVACIÓN

¿Por qué te quieres transformar? Tus razones para estar saludable son importantes para tu éxito. Tu motivación es lo que te mantendrá en el camino cuando las tentaciones te llamen. Es lo que te dirá que vayas a hacer ejercicio en lugar de dormir otra media hora. Es lo que llevará tu mano a los palitos de zanahoria y apio y no a las papas fritas. ¡Tu motivación es importante en el mundo real!

Algunas personas quieren ser delgadas. El problema con querer ser delgadas es que se trata de una solución temporal; es un enfoque de "curita" a un problema que es mucho más profundo que simplemente ser delgado. Si decides bajar de peso para un evento cercano, por ejemplo, una boda, ¿qué sucede cuando esta se acabe? Recaes de nuevo, porque la motivación era temporal y no sostenible. Si piensas ir al matrimonio de tu hijo o hija dentro de veinte años, estamos hablando a largo plazo, y esto es mucho más sostenible.

Tal vez estás comenzando este programa porque has tenido una conversación inquietante con un médico. Estoy tan feliz de que hayas decidido tomar las riendas de tu salud, ¡pero la motivación provocada por el miedo tampoco dura mucho tiempo! Una buena visita al médico y es hora de volver a los viejos hábitos. En última instancia, el miedo a la muerte no es sostenible. Más bien, piensa en las razones para vivir, y no solo para vivir, sino para vivir bien por tu familia, tus hijos, tu cónyuge, tu pareja, tu hermano o hermanas, padres, abuelos, otros familiares o amigos. Por ti. Por el hermoso mundo en el que vivimos. Para poder viajar. Para poder disfrutar de esos momentos maravillosos de tu vida.

Más allá de ser delgados, más que vivir para siempre, el deseo de vivir bien y de seguir amando a nuestros seres queridos *es* sostenible. Eso es lo que hace que te levantes por la mañana y quieras trabajar, ¿verdad? Eso es lo que te hace tener una sonrisa en tu cara y poner tu mejor pie adelante. Si te centras en la motivación adecuada, será más fácil hacer que este estilo de vida sea sostenible, será más fácil crear un sistema que sea sostenible, será más fácil crear hábitos que sean sostenibles, y será más fácil crear un estilo de vida que te conduzca a cómo te quieres sentir.

LOS PILARES DEL ÉXITO

El éxito final proviene de una combinación de diferentes factores que se impactan unos a otros. Si quieres prosperar, si quieres disfrutar de tu vida más feliz y completa, hay cinco pilares del éxito.

- **Pilar 1: La dieta.** Una dieta adecuada y los beneficios de la nutrición son algo de lo que debes saber mucho si has leído la primera parte de este libro. Si quieres estar saludable, tienes que prestarle atención a tu comida. ¡Tienes que comer plantas!
- **Pilar 2: El ejercicio.** Los beneficios del ejercicio complementan una dieta saludable, y al combinar los dos, estarás apoyando todo tu buen trabajo y fortaleciendo tu corazón, pulmones, músculos y huesos.
- **Pilar 3: El sueño.** Si quieres que la nutrición que le das a tu cuerpo pueda ayudar a sanar y reparar tus músculos y órganos después de hacer ejercicio, vas a necesitar un descanso. El sueño adecuado es fundamental para una buena salud; te ayuda a regenerar y a liberar el estrés. También es fundamental para sentirte llena de energía durante el día. Las personas que no duermen lo suficiente toman malas decisiones, son más irritables y comen más.

- **Pilar 4: El manejo del estrés.** El estrés tiene un efecto terrible en tu cuerpo, tu trabajo y tus relaciones. Si no cuidas estos tres primeros pilares, tus niveles de energía disminuyen y tus niveles de estrés aumentan. Hay muchos aspectos de la vida que pueden aumentar nuestros niveles de estrés: problemas en el trabajo, problemas en las relaciones, malas noticias sobre nuestra salud o la de un ser querido. Comer bien, hacer suficiente ejercicio y dormir lo suficiente son excelentes maneras de manejar tu estrés.

- **Pilar 5: El amor.** Tener amor abundante en tu vida es también uno de los pilares de tu éxito. ¡Los seres humanos no fuimos creados para sobrevivir solos! Somos seres sociales que prosperamos con el compañerismo, la amistad, la familia y las mascotas. Esto nos conduce a una parte muy importante de tener éxito en cualquier cosa que hagamos: son nuestros sistemas de apoyo. Tus padres, hijos, hermanas y hermanos. Tus amigos. Las personas que se preocupan por ti. Los animales que te manifiestan un amor incondicional. Mientras más saludable seas, más fácilmente podrás hacerte cargo de ellos, y será más fácil que ellos te apoyen, ¡y todo será más divertido! Nadie quiere ser una carga para su familia. Mantenernos saludables es fundamental si queremos que nuestros seres queridos puedan apoyarnos de maneras alegres en vez de maneras difíciles: a medida que crecemos y cambiamos para mejor. A medida que vamos a la escuela y nos graduamos. A medida que tenemos hijos y formamos familias. A medida que corremos maratones y organizamos fiestas para celebrar nuestros logros.

¡Trátate con amor y bondad y mira cómo floreces!

CÓMO EMPEZAR AHORA MISMO

¿Dónde estás ahora? ¿Qué hora es? Si te sientes inspirado, como si quisieras comenzar tus 22 días, me gustaría decirte algo: puedes comenzar ahora mismo. No tienes que esperar al día de mañana. El borrón y cuenta nueva comienza aquí, en este momento, no importa dónde estés, no importa lo que diga el reloj. Si son las nueve de la mañana y no hay alimentos saludables en tu cocina. Si es mediodía y estás en el aeropuerto. Si son las tres de la tarde y estás haciendo una pausa rápida en el trabajo. Si es domingo por la noche y estás a punto de reunirte con tus amigos para cenar en tu restaurante favorito.

Aún así puedes empezar *ahora*.

1. **Respira profundo.** Toma una decisión consciente para prepararte para el éxito. Luego toma medidas.

2. **Depura tu cocina.** Si tienes tiempo para hacerlo de inmediato, ve a la cocina y empieza a hacer una diferencia. En la página 96 encontrarás directivas específicas sobre la manera de lograr esto de la manera menos dolorosa posible.

3. **Compra alimentos frescos.** Puedes pasar inmediatamente al día uno del menú en la página 121 e ir a comprar *hoy* los alimentos que necesitas para empezar a vivir una vida completamente nueva. De hecho, te animo a que lo hagas. Luego, en el transcurso de los próximos días y semanas, podrás seguir leyendo, aprender cómo funciona todo y cómo puedes aprovechar tu experiencia al máximo.

4. **Llama al restaurante.** Si ya tienes planes para el almuerzo o la cena, aún así puedes comenzar ahora mismo. ¡Quienes comen alimentos a base de plantas van a restaurantes! ¡Van a fiestas! Si tienes una reserva para tu próxima cena y quieres comenzar hoy, basta con que veas el menú en línea y hagas un plan. Como no vas a comer lo que usualmente comes —y no tienes que hacer un gran alarde de esto con tus amigos—, puedes decidir de antemano lo que vas a pedir. No necesitas que te desafíen; sólo tienes que estar listo. Busca el menú. Léelo. Si quieres, llama y di: "Oye, soy vegano. Estoy buscando opciones. Estoy buscando alimentos sanos y limpios". (Echa un vistazo a nuestra guía para comer en restaurantes en la página 226).

    También puedes comer un puñado de almendras crudas antes de ir a un restaurante o evento para asegurarte de que la fuerza de voluntad está de tu lado.

5. **Duerme en el lado equivocado de la cama.** Me gustaría que te despiertes mañana con una sensación de que algo es nuevo y

ha cambiado. Harás esto cambiando tu forma de dormir esta noche. Así que duerme en el otro lado de la cama, o en la habitación de los huéspedes. Quiero que te despiertes mañana con una visión fresca, con la sensación de que algo es diferente.

Estás a punto de emprender un camino de cambio de hábitos y de cambio de vida, así que me gustaría que te despertaras el día uno con un nuevo punto de vista, y con la conciencia de que algo ha cambiado. Y el día 22, verás que ese "algo" que ha cambiado eres tú.

6

EL MANUAL DE NUTRICIÓN DE LA REVOLUCIÓN DE 22 DÍAS

A MEDIDA QUE HAGAS COMPRAS y prepares los menús, podrás obtener una proporción saludable de grasas, carbohidratos y proteínas en cada plato, así como vitaminas, minerales y fitonutrientes.

Una comida bien equilibrada contiene:

80 por ciento de carbohidratos
10 por ciento de proteína
10 por ciento de grasas

Veamos algunos detalles específicos.

CARBOHIDRATOS COMPLEJOS

Hay una idea equivocada muy común de que los carbohidratos son malos. Hay diferentes tipos de carbohidratos —simples y complejos—, que tienen impactos completamente diferentes en la dieta y la salud. Los carbohidratos simples se componen de una o dos moléculas de azúcar, son la forma más rápida de energía, y se digieren con mucha rapidez. Al elegir entre los carbohidratos simples, lo mejor es consumir aquellos que se encuentran en alimentos como frutas y vegetales, que están llenos de vitaminas, minerales y fibra, y evitar aquellos que contienen los dulces, caramelos, refrescos, azúcares procesados y refinados, pues son nulos en vitaminas, minerales y fibra. A estos azúcares procesados y refinados se les llama a menudo como "calorías vacías" porque tienen poco o ningún valor nutricional. Los carbohidratos complejos tienen tres o más azúcares trenzados en cadenas largas y complejas (de ahí su nombre) y son ricos en vitaminas y minerales, a menudo ricos en fibra, y son más lentos de digerir, que es la manera como proporcionan una energía sostenida. Los carbohidratos complejos se encuentran en alimentos como granos enteros, vegetales y legumbres. Cuando consumimos carbohidratos, nuestros cuerpos reaccionan de una de dos maneras: los quemamos para producir energía, o los convertimos en grasas, que son almacenadas en las células grasas. ¿Puedes adivinar qué sucede con más frecuencia? Una vez que el azúcar se libera en nuestro tracto digestivo, el páncreas la detecta y libera insulina para procesarla. La insulina ayuda a regular el nivel de azúcar en la sangre (mientras más azúcar, más insulina es liberada). La insulina ayuda a almacenar todo el exceso de azúcar en el hígado y en los tejidos musculares como glucógeno y en células grasas. A veces nuestro cuerpo tiene dificultades para eliminar tanta azúcar, con tanta rapidez, y una gran cantidad de insulina es liberada, lo que finalmente hace que el azúcar en la sangre baje... *¡Paf!*

Imagina que estás empacando para un viaje. Sacas tu maleta. Si echas toda tu ropa de una sola vez, quedará desorganizada, revuelta y arrugada, y la maleta quedará rebosada. Si tomas cada prenda de ropa y la guardas doblada en la maleta, cabrá toda y quedará organizado.

Al igual que empacar metódicamente tu maleta, después de consumir carbohidratos complejos con fibra, tu cuerpo puede manejar con eficacia el almacenamiento de energía, y tus niveles de energía permanecerán equilibrados durante todo el día. Por otra parte, al igual que arrojar tus pertenencias en la maleta, los carbohidratos simples se digieren rápidamente, conduciendo a un aumento de azúcar en tu torrente sanguíneo, una situación caótica que no se resuelve fácilmente. A menudo, tu cuerpo reacciona de manera exagerada liberando un exceso de insulina para procesar y almacenar el azúcar, produciéndote un bajón de azúcar. Y entonces ansías más azúcar, y así comienza el círculo vicioso.

Necesitamos carbohidratos porque son la principal fuente de combustible del cuerpo (todos los tejidos y células de nuestro cuerpo utilizan carbohidratos para obtener energía), pero necesitamos los adecuados (provenientes de frutas, vegetales, granos enteros, legumbres) para tener una energía equilibrada y una salud óptima. Los carbohidratos han salido mal librados en las dietas de moda de la última década, pero debemos centrarnos en el origen y en el tipo de carbohidratos que consumimos.

Los vegetales y frutas ofrecen cantidades saludables de carbohidratos complejos ricos en fibra, exactamente lo que tu cuerpo necesita. Tu cuerpo descompone los carbohidratos en los componentes más pequeños, la glucosa, la cual es esencial si quieres tener energía para todas tus funciones físicas. ¡Tu cerebro, tu sistema nervioso, y todo tu cuerpo dependen de los carbohidratos que comes! Cada movimiento que haces, cada pensamiento que tienes, es alimentado por los carbohidratos complejos presentes en las frutas, vegetales, cereales y legumbres que comes. Los problemas que oyes cuando la gente se queja de los carbohidratos, se deben a situaciones en las que los alimentos son reemplazados por carbohidratos procesados y llenos de azúcares añadidos, como *cupcakes* y pizzas. Evita los carbohidratos excesivamente procesados; ¡consume carbohidratos complejos, tales como granos y frijoles, y estarás llena de energía, todo el día!

PROTEÍNA

Cada célula de tu cuerpo utiliza las proteínas. Las proteínas están hechas de aminoácidos, que tu cuerpo utiliza para todo, desde la construcción de músculos a la creación de las hormonas y enzimas para el crecimiento de tu cabello y uñas.[27] Tu ADN es como un programa que le dice a los aminoácidos cómo agruparse para realizar cualquier función que tu cuerpo necesita. Cada uno de tus genes tiene instrucciones sobre cómo producir una molécula de proteína a partir de aminoácidos.

Algunos aminoácidos, los que tu cuerpo no puede producir, pero que son cruciales para la salud, son llamados aminoácidos esenciales, y

---

[27] http://www.webmd.com/men/features/beneficios de la proteína, accedido el 19 de agosto de 2014

GRANOS

**Amaranto,
cocinado**

1 taza,
9g proteína

**Arroz integral,
cocinado**

1 taza,
5g proteína

Trigo

½ taza seco,
12g proteína

**Mijo,
cocinado**

1 taza,
8g proteína

Avena

½ taza seco,
6g proteína

**Quinua,
cocinada**

1 taza,
8g proteína

FRIJOLES

**Frijoles negros,
cocinados**

1 taza,
15g proteína

**Garbanzos,
cocinados**

1 taza,
15g proteína

Edamame

1 taza,
17g proteína

**Frijoles,
cocinados**

1 taza,
16g proteína

**Lentejas,
cocinadas**

1 taza,
18g proteína

Tofu

½ taza,
10g proteína

NUECES

**Mantequilla
de almendras**

2 cdas,
8g proteína

Almendras

1 onza,
6g proteína

Anacardos

1 onza,
5g proteína

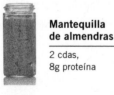
**Mantequilla
de nuez**

2 cdas,
8g proteína

Maní

1 onza,
7g proteína

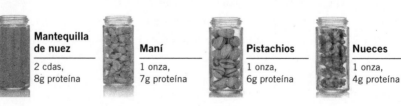
Pistachios

1 onza,
6g proteína

Nueces

1 onza,
4g proteína

SEMILLAS

Semillas de linaza
1 cda,
2g proteína

Semillas de cáñamo
2 cdas,
7g proteína

Semillas de calabaza
½ taza,
6g proteína

Semillas de ajonjoli
2 cdas, 3g proteína

Semillas de girasol
½ taza,
15g proteína

VEGETALES

Espárragos, cocinados
1 taza,
4g proteína

Remolacha, cocinada
1 taza,
3g proteína

Brócoli, cocinado
1 taza,
4g proteína

Guisantes, cocinados
½ taza,
4g proteína

Hongos portobellos, cocinados
1 taza,
5g proteína

Espinaca, cocinada
1 taza,
5g proteína

FRUTAS

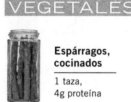
Aguacate (Florida)
1 taza,
5g proteína

Moras
1 taza,
2g proteína

Coco, seco y sin endulzar
1 onza,
2g proteína

Dátiles, medjool
½ taza,
2g proteína

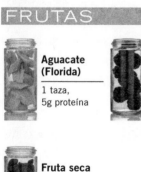
Fruta seca (pasas)
¼ taza,
1g proteína

Guayaba
1 taza,
4g proteína

Naranja
1 grande,
2g proteína

Sandía
1 taza,
1g proteína

PROTEÍNAS A BASE DE PLANTAS

provienen de los alimentos. Puedes obtener aminoácidos al comer plantas, carne, huevos o productos lácteos. La carne contiene la gama completa de aminoácidos esenciales, porque está hecha de tejido muscular, que es una de las cosas por las que tu cuerpo utiliza toda esa proteína para construir.

La magia de comer una variedad de plantas es que obtendrás la gama completa de aminoácidos esenciales. Algunos alimentos de origen vegetal ofrecen todos los aminoácidos que necesitas; la quinua, la chía, las semillas de cáñamo y el trigo sarraceno son algunas fuentes de proteínas completas. Combinar granos y legumbres, como arroz y frijoles, es otra manera de asegurarte de que estás obteniendo todos tus aminoácidos. ¡Por eso, la variedad importa aquí!

Al cambiar a una dieta a base de plantas, algunos de mis clientes han expresado su preocupación por la posibilidad de no estar recibiendo la proteína que necesitan si sólo comen plantas. ¡En realidad, es todo lo contrario! Mientras que las plantas nos dan suficiente proteína, muchos estadounidenses que siguen una dieta a base de carnes están comiendo el doble de las proteínas que necesitan. Las proteínas adicionales no te ayudan a desarrollar más músculos, ni te harán más fuerte...[28] Una dieta demasiado alta en proteínas puede conducir a enfermedades como osteoporosis, enfermedad renal, y algunos tipos de cáncer.[29]

El CDC recomienda que entre el 10 y el 35 por ciento de nuestras calorías diarias provenga de las proteínas (si estás embarazada, en lactancia, o eres atleta, tus necesidades serán diferentes). Todos los alimentos a base de plantas tienen distintas cantidades de proteínas, y por lo tanto, obtener suficiente proteína no es un problema en una dieta a base de plantas.[30] Una dieta bien balanceada y a base de plantas te dará todas las proteínas que necesitas para prosperar. (Consulta el capítulo 14, "Revolución del acondicionamiento físico" en la página 213 para obtener más información sobre lo increíble que es la proteína de origen vegetal para los atletas).

---

[28] http://www.webmd.com/diet/healthy-kitchen-11/cuánta proteína, accedido el 19 de agosto de 2014

[29] http://www.pcrm.org/health/diets/vsk/vegetarian-starter-kit-protein, accedido el 24 de junio de 2014.

[30] http://www.cdc.gov/nutrition/everyone/basics/protein.html, accedido el 13 de octubre de 2014.

ÁCIDOS GRASOS

Mientras que la proteína se descompone en aminoácidos, las grasas son descompuestas por el cuerpo en ácidos grasos. Los ácidos grasos son fuentes importantes de energía humana. Los consumes directamente en forma de grasas, o algunos de los carbohidratos que consumes se convierten en ácidos grasos y se almacenan en el tejido adiposo para que puedas tener la energía con el fin de llevar tu vida diaria con entusiasmo y emprender tus entrenamientos, sobre todo los movimientos que se recomiendan en el capítulo 14.[31]

Así como los aminoácidos esenciales son necesarios para nuestros cuerpos, pero no son elaborados por estos —y debemos consumirlos en nuestros alimentos—, hay ácidos grasos esenciales que tenemos que ingerir si queremos mantenernos en forma y estar saludables. Estos son el omega 3 (dividido en dos tipos principales: el ALA, que se encuentra en los aceites vegetales, las semillas de linaza y las nueces de nogal, y el EPA y el DHA que se encuentran en las algas; y el omega 6, que se encuentra en los aceites vegetales, las nueces de nogal, las semillas de girasol, y los piñones. Para tener uñas, cabello y piel sanas, entre otras cosas, debemos consumir omega 3 y omega 6.[32]

Una dieta vegana bien balanceada incluye fuentes de omega 3, como semillas de linaza molidas, aceite de linaza, nueces de nogal y aceite de canola.[33]

VITAMINAS

Como ya has aprendido, los beneficios de una dieta vegana son enormes. En general, los veganos promedio tienen menos deficiencias de nutrientes

---

[31] http://library.med.utah.edu/NetBiochem/Acidos grasos/faq.html#q1, accedido el 20 de junio de 2014.

[32] M. S. Rosell et al., "ácidos grasos n-3 poliinsaturados de cadena larga en plasma, en hombres británicos que comen carne, en vegetarianos y veganos". *Am J Clin Nutr.* Agosto de 2005; 82 (2): 327–34 [PubMed].

[33] B. C. Davis BC and P. M. Kris-Etherton, "El estado de logro óptimo de ácidos grasos esenciales en los vegetarianos: conocimiento actual e implicaciones prácticas". *Am J Clin Nutr.* Septiembre de 2003; 78 (3 Suppl): 640S–646S [PubMed].

que los omnívoros promedio, mientras mantienen un peso corporal bajo, sin perder necesariamente la masa muscular. Pero hay importantes consideraciones nutricionales. Hay dos vitaminas con las que puede ser difícil obtener la dosis diaria recomendada en una dieta a base de plantas: las vitaminas D y la B12. Así las cosas, te recomiendo que complementes tu dieta a base de plantas con estas dos vitaminas importantes y una multivitamina: la vitamina B12 y la vitamina D. Para obtener una lista completa de vitaminas clave y cómo incorporarlas a tu dieta, consulta el apéndice al final del libro.

La vitamina B12 está fácilmente disponible en la carne, los huevos y los productos lácteos, pero es muy limitada en las plantas (se encuentra en la levadura nutricional y en algunos alimentos a base de plantas y cereales que están fortificados con ellos), y ofrece muchas funciones importantes para el cuerpo, incluyendo la formación de sangre. Muy poca vitamina B12 puede ser grave y conducir a daños irreversibles en los nervios. Los veganos estrictos y los que siguen una dieta a base de plantas y no comen carne, huevos o lácteos, deberían tomar un suplemento de vitamina B12. La metilcobalamina es una buena fuente.

Otros dos componentes clave en una dieta saludable, especialmente en una dieta vegana, son el calcio y el hierro.

CONCÉNTRATE EN EL CALCIO

El calcio no sólo proviene de los productos lácteos: no hay razón por la que no puedas obtener suficiente calcio con una dieta a base de plantas que incluya una variedad de vegetales, legumbres, frutos secos y semillas. Necesario para huesos fuertes y dientes sanos, el calcio también es importante para la función óptima de los nervios y los músculos, así como para la coagulación normal de la sangre. No creas en la retórica de que los veganos no consumen suficiente calcio; todo lo que necesitas es un poco de planificación y de conocimiento sobre las fuentes vegetarianas de calcio para asegurar una óptima salud y bienestar. Si tienes alguna duda en cuanto a si estás recibiendo suficiente calcio diariamente, habla con un médico y/o busca un suplemento a base de plantas.

Con sólo unas pocas decisiones inteligentes, puedes obtener fácilmente la cantidad sugerida de calcio al día. Los alimentos como la

PRINCIPALES FUENTES DE CALCIO DE ORIGEN VEGETAL LIBRES DE SOYA		
TIPO DE ALIMENTO	CANTIDAD	mg de CALCIO
Leche no láctea, fortificada	1 taza	200–300
Semillas de ajonjolí	1 oz	280
Coles, cocinadas	1 taza	266
Espinacas, cocinadas	1 taza	245
Hojas de nabo, cocinadas	1 taza	197
Col rizada, cruda	2 tazas	180
Brócoli, cocinado	1 taza	180
Semillas de chía	1 oz	177
Bok choy, cocinado	1 taza	158
Tahini	2 cdas.	128
Frijoles blancos, cocinados	1 taza	126
Frijoles Great Northern, cocinados	1 taza	120
Amaranto	1 taza	116
Hojas de mostaza, cocinadas	1 taza	104
Col rizada, cocinada	1 taza	94
Mantequilla de almendras	2 cdas.	88
Boniato, cocinado	1 taza	76
Almendras, enteras	1 oz	74
Frijoles zdzuki	1 taza	65
Quingombó, cocinado	½ taza	62
Naranja	1	60
Higos, secos	2	55
Semillas de girasol, crudas	1 oz	50
Damascos secos,	½ taza	35

NECESIDADES DIARIAS DE CALCIO

Niños, desde el nacimiento a los 12 meses: 210 a 270 mg /al día
Mujeres, 19 a 50, y Hombres, de 19 a 70 años: 1.000 mg/al día
Niños, de 1 a 8 años: 700 a 1.000 mg/al día
Mujeres, mayores de 51, y hombres, mayores de 70: 1.300 mg/al día
Niños, 9 a 18 años: 1.300 mg/al día[1]

---

[1] Fuente: USDA (note: see sample art for reference).

mostaza y las hojas de nabo, la col china y la col rizada, son excelentes opciones ricas en calcio.[34] Por ejemplo, una ensalada que contenga dos tazas de col rizada, almendras, semillas de girasol, frijoles blancos, y rociada con un aderezo de tahini, puede contener hasta 500 miligramos de calcio. Un batido con una taza de leche no láctea (de almendras o de otra leche fortificada de frutos secos), mantequilla de almendras y espinacas, te dará otros 500 miligramos, superando los requerimientos diarios.

Utiliza la tabla anterior para averiguar la cantidad de calcio que tu cuerpo necesita diariamente, y saber por dónde empezar. A continuación, revisa la larga lista de fuentes de origen vegetal (¡libres de soya!) para elegir.

CONCÉNTRATE EN EL HIERRO

Uno de los argumentos más comunes, aunque erróneos, en contra de una dieta a base de plantas, es si proporciona o no suficiente hierro. Las plantas también contienen hierro, el cual es absorbido junto con el agua a través de sus raíces, pero el hierro de las plantas puede ser más difícil de absorber por el cuerpo humano.[35] ¡Pero no te preocupes! Hay un montón de alimentos de origen vegetal que están fácilmente disponibles para proporcionar hierro, desde los de color verde a las frutas y legumbres. Todo lo que necesitas hacer es descubrir estas fuentes y asegurarte de que tu dieta diaria incluya una mezcla de alimentos ricos en hierro.

Una dieta a base de plantas debe incluir alimentos ricos en hierro, como frijoles colorados, frijoles negros, frijoles de soya, espinacas, pasas, anacardos, avena, repollo y jugo de tomate. Mientras los veganos que no comen productos animales pueden tener reservas de hierro más bajas que los no vegetarianos, de acuerdo con la Asociación Dietética Americana, la anemia causada por deficiencia de hierro es poco común, incluso entre los veganos estrictos.[36]

---

[34] P. Appleby et al., "Riesgo comparativo de fractura en vegetarianos y no vegetarianos en EPIC-Oxford". *Eur J Clin Nutr.* Diciembre de 2007; 61 (12): 1400–6. DOI: http://dx.doi.org/10.1038/sj.ejcn.1602659 [PubMed].

[35] A. Waldmann et al., "El consumo dietario de hierro y el estado de mujeres veganas alemanas: resultados del estudio alemán vegano". *Ann Nutr Metab.* Marzo-abril de 2004; 48 (2):103–8. DOI: http://dx.doi.org/10.1159/000077045 [PubMed].

[36] W. J. Craig and A. R. Mangels, "Asociación Dietética Americana, posición de la Asociación Dietética Americana: las dietas vegetarianas". *J Am Diet Assoc.* Julio de 2009; 109 (7): 1266–82. DOI: http://dx.doi.org/10.1016/j.jada.2009.05.027 [PubMed].

Además, es importante entender la cantidad de hierro que tu cuerpo necesita en un día. Los hombres necesitan 8 miligramos, mientras que las mujeres necesitan 18 (debido a la pérdida de tejido sanguíneo durante los ciclos mensuales). Para las mujeres posmenopáusicas, la cantidad diaria es la misma que para los hombres, 8 miligramos al día. Las mujeres embarazadas necesitan hasta 27 miligramos de hierro al día, así que ten en cuenta que en este caso, a menos que hagas un seguimiento cuidadoso, los suplementos de hierro diarios pueden ser requeridos o recomendados por un médico.

¿Cuáles son entonces las principales fuentes de hierro de origen vegetal libres de soya, y la cantidad de hierro que ofrecen?

Echa un vistazo a la siguiente lista:

PRINCIPALES FUENTES DE HIERRO DE ORIGEN VEGETAL LIBRES DE SOYA		
ALIMENTO		PORCIÓN
Espinacas (cocinadas)	6,4 mg	1 taza
Tomates secos	4,9 mg	1 taza
Semillas de calabaza	4,2 mg	1 oz
Acelgas (cocinadas)	4 mg	1 taza
Melaza	5 mg	1 cda.
Frijoles blancos	3,3 mg	½ taza
Lentejas	3,3 mg	½ taza
Chocolate oscuro (más del 70 por ciento)	3,3 mg	1 oz
Quinua	2,8 mg	1 taza
Tahini	2,7 mg	2 cdas.
Corazones de palmito	2,3 mg	½ taza
Spirulina	2 mg	1 cda.
Damascos secos	1,8 mg	½ taza
Grosellas y pasas secas	1,5 mg	½ taza
Almendras	1,3 mg	¼ taza

CONSUMO DIARIO RECOMENDADO
MUJERES: 18 mg/al día
HOMBRES: 8 mg/al día[37]

Como puedes ver, obtener incluso 18 miligramos de hierro al día no es difícil cuando se combinan fuentes de hierro de origen vegetal. Una

---

[37] Note: see sample art for reference

simple ensalada de espinacas, pasas de Corinto, almendras, semillas de calabaza, y unos pocos tomates secos puede proporcionar fácilmente 10 miligramos de hierro, mientras que un poco de quinua combinada con lentejas y corazones de palmito puede proporcionar otros 8 miligramos. Como puedes ver, con solo dos platos de acompañamiento has cubierto tus bases para el día. Es tan simple como eso. Añade un par de refrigerios y un pedazo de chocolate oscuro, y habrás alcanzado tu meta del 100 por ciento de consumo de hierro a base de plantas para el día. No dejes que los pesimistas se entrometan en tu camino; puedes obtener fácilmente suficiente hierro sin fuentes de carne.

ALIMENTOS ENERGÉTICOS

Muchos de nuestros ingredientes favoritos para comidas saludables y satisfactorias se encuentran entre los alimentos más sanos y nutritivos de la tierra. Incorpóralos a tus comidas para obtener los beneficios de salud que ofrecen. Algunos de mis favoritos se describen a continuación.

Anacardos

De sabor liviano pero cargado de valor nutricional, el anacardo es una nuez que se puede agregar a casi cualquier alimento. Los anacardos son realmente las semillas que se encuentran en la parte inferior del árbol del marañón, que crecía originalmente en el clima cálido y tropical de Brasil, donde se consideran un manjar, así como en el Caribe.

Por suerte para nosotros, estos frutos han encontrado su camino a los hogares y mercados de comestibles de todo el mundo.

- **Vitaminas y minerales:** El anacardo es una excelente fuente de minerales, como cobre, manganeso, triptófano, magnesio y fósforo. Sólo ¼ de taza de anacardos constituye un gran refrigerio, contiene del 20 al 37 por ciento de estos minerales, y sólo 189 calorías.
- **Mejoran la salud del corazón:** La alta concentración de antioxidantes en los anacardos los hace perfectos para mejorar o mantener la salud del corazón, sobre todo en las mujeres. Un

estudio basado en el Reino Unido combinó recientemente los resultados de cuatro grandes estudios y encontró que comer frutos secos cuatro veces o más por semana podría reducir el riesgo de enfermedades coronarias de una persona en un 37 por ciento. ¡Eso es muchísimo!

- **Más energía:** El contenido de cobre en los anacardos es un factor importante para ayudar a mantener huesos y tejidos sanos, así como en la producción de melanina para la piel y el cabello. Al aumentar el cobre en tu dieta, podrás reducir el riesgo de cáncer de colon y asegurar una buena flexibilidad en tus huesos y articulaciones.

- **Buenos huesos:** El magnesio es un factor muy importante en el desarrollo de huesos sanos, brindándoles apoyo estructural, y ayudando al cuerpo a regular el tono muscular. También actúa como un bloqueador de los nervios para evitar el exceso de calcio a partir de células que se activan, lo que a su vez mantiene los nervios, los vasos sanguíneos y los músculos relajados. Al mantener los niveles de magnesio saludables y una buena fuente de calcio, puedes asegurar una presión arterial saludable, reducir los espasmos musculares, y la frecuencia y severidad de las migrañas.

- **Peso saludable:** Aunque el alto contenido de grasa en los frutos secos tiende a alejar a las personas conscientes de su alimentación, los estudios han indicado que las personas que consumen regularmente frutos secos son en realidad menos propensas a ganar peso que aquellas que rara vez comen estos alimentos. Así que no tengas miedo de comer un puñado de anacardos como refrigerio, comprar (o hacer) mantequilla de anacardos, o añadirlos a cereales y ensaladas.

Almendras

Las almendras son nueces asombrosas: están repletas de nutrientes, saben muy bien, y son versátiles, por lo que es fácil añadirlas a tu dieta. Ayudan en la función cerebral, disminuyen los niveles de colesterol, e incluso a tener huesos y dientes más saludables. Solo ¼ de taza de almendras te da el 45 por ciento de tu valor diario de manganeso y vitamina E.

- **Corazón y salud circulatoria:** Consumir nueces cinco veces por semana puede reducir el riesgo de ataque al corazón en un 50 por ciento, ¡eso es enorme! Además, la piel de las almendras es alta en flavonoides, que, combinados con vitamina E, ayudan a proteger contra el daño en las arterias, lo que reduce aún más el riesgo de enfermedades del corazón.
- **Grasas buenas y colesterol más bajo:** Las almendras son ricas en grasas, pero son grasas buenas, que pueden ayudar realmente a perder peso. Consumir frutos secos dos o más veces por semana te puede dar 31 por ciento más de probabilidades de evitar el aumento de peso. Al bajar los niveles de azúcar en la sangre después de una comida, puedes permanecer lleno por más tiempo. Altas en grasas monoinsaturadas, las almendras ayudan a bajar los niveles de colesterol LDL al reemplazar las grasas saturadas.
- **Alcalinización y fósforo:** Muy pocas proteínas ayudan a que tu cuerpo sea más alcalino (lo contrario de ácido), lo cual es vital para la función inmune, la energía y el mantenimiento del peso. Las almendras son el único fruto seco que ayuda a alcalinizar tu cuerpo. También son una buena fuente de fósforo, que es un factor importante en el desarrollo y mantenimiento de huesos y dientes sanos.

Las almendras se pueden encontrar enteras o en láminas, así como en hojuelas, harina o mantequilla de almendras. Además de comer almendras crudas, puedes tostarlas y añadirlas a cereales, ensaladas y entradas. La mantequilla de almendras natural se puede utilizar para reemplazar la mantequilla de cacahuete, mientras que las hojuelas y la harina de almendras se pueden utilizar para hornear o en batidos.

Aprovecha los beneficios saludables de las almendras para llevar como refrigerio y combinarlas con otros frutos secos saludables, como anacardos y pistachos.

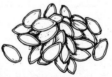

Semillas de calabaza

A veces llamadas "el alimento más saludable del mundo", las semillas de calabaza ofrecen una variedad de minerales, como zinc y manganeso. Aunque las semillas de calabaza sin cáscara son más fáciles de consumir, la eliminación de la cáscara también puede reducir los niveles de vitamina E. Las semillas de calabaza enteras y tostadas pueden ser un refrigerio sabroso, y las crudas (sin cáscara) se pueden añadir a sopas, ensaladas y granolas. También puedes comprar aceite de semillas de calabaza y añadirlo a sopas y batidos.

Así que, cuando necesites un refrigerio estimulante, come semillas de calabaza y disfruta de algunos de estos beneficios para la salud:

- **Muchos antioxidantes:** A estas alturas, es probable que estés cansado de oír "está lleno de antioxidantes" en todos los alimentos saludables, pero las semillas de calabaza están en lo alto de la lista. Lo que diferencia a las semillas de calabaza de otros alimentos ricos en antioxidantes, es que estas ofrecen una amplia variedad de antioxidantes, incluyendo una variedad de formas de vitamina E.

- **Mejoradoras del estado de ánimo:** Las semillas de calabaza están llenas de L-triptófano para ayudarte a mejorar tu estado de ánimo, así como para proporcionarle a tu cuerpo la energía a largo plazo que necesitas para pasar el día sin tener un bajón de azúcar a las dos de la tarde.

- **Reducción del riesgo de cáncer:** Los antioxidantes en las semillas de calabaza ayudan a reducir el estrés oxidativo en el cuerpo, lo que puede reducir el riesgo de ciertos tipos de cáncer, incluyendo el de mama y el de próstata. Las semillas de calabaza también contienen cucurbitacinas, unos compuestos que pueden matar las células cancerosas, y que tienen propiedades anti-bacterianas. En las mujeres posmenopáusicas, las semillas de calabaza pueden ayudar a reducir el riesgo de cáncer de mama.

- **Antimicrobianos:** Las semillas de calabaza han sido utilizadas en la medicina alternativa (empezando por los nativos americanos) para ayudar a combatir las infecciones fúngicas y virales. La mayor parte de las propiedades anti-fúngicas y anti-microbianas presentes en las calabazas se deben a la presencia de lignanos, unos compuestos químicos.

- **Alto contenido de vitamina K:** Las semillas crudas de calabaza son ricas en vitamina K, que ayuda a la formación de coágulos sanguíneos después de un daño en los tejidos, para una curación más rápida y prevenir el sangrado excesivo después de una lesión.

- **Combate los síntomas de la menopausia:** Así es; se ha demostrado que las semillas de calabaza combaten los síntomas de la menopausia. Un estudio de 2011 mostró que el consumo regular de aceite de semilla de calabaza puede ayudar a reducir los dolores de cabeza, el dolor en las articulaciones, y los sofocos, además de ayudar a equilibrar el estado de ánimo. Pero esa no es la única razón para comer semillas; el mismo estudio encontró que el aceite de semillas de calabaza también mejoró los niveles de colesterol, y ayudó a reducir la presión arterial.

Quinua

Hay una razón por la que la quinua ha estado siendo noticia y liderando las tendencias de una alimentación saludable. Relacionada con la acelga y la remolacha suiza, la quinua es un alimento fantástico para agregar a tu dieta por muchas razones. Muchas personas creen que la quinua es un grano, como el trigo o el arroz. Pero, en realidad, es una semilla vegetal.

- **Excelente proteína.** Para los vegetarianos y veganos, la quinua es una maravillosa fuente de proteína que contiene los nueve aminoácidos esenciales que el cuerpo necesita para funcionar de manera óptima. La quinua contiene casi un 20 por ciento de proteína, un porcentaje más alto que el del arroz, el mijo o el trigo. Agregar quinua a las comidas en forma de ensaladas, acompañamientos, o platos principales puede asegurar que tu cuerpo reciba la proteína adecuada para construir y reconstruir tejidos.
- **Repleta de riboflavina (B2) y de magnesio.** La quinua es una excelente fuente de riboflavina, la cual se ha demostrado que ayuda a aumentar la energía y a reducir la aparición de migrañas, así como al funcionamiento óptimo de las células. Mientras tanto, el magnesio ayuda a prevenir la hipertensión mediante la relajación de los músculos que rodean las células sanguíneas.
- **Baja en calorías.** Un cuarto de taza de quinua cruda contiene solo 172 calorías, 24 de las cuales provienen de proteínas y sólo 12 del azúcar. También es libre de gluten. Sustituir otros granos —como arroz— por quinua, puede ayudar a controlar el hambre y el peso.

- **Baja en IG y alta en fibra.** La quinua tiene un índice glucémico bajo, por lo que es perfecta si quieres mantener tus niveles de azúcar para una energía uniforme durante todo el día. En comparación con los granos populares, la quinua tiene el doble de fibra para mantenerte más llena por más tiempo, a la vez que reduce el colesterol.
- **Buena fuente de hierro, lisina y manganeso.** Tener el equilibrio adecuado de hierro en la dieta ayuda a que tus músculos funcionen adecuadamente para suministrar oxígeno al cerebro, así como regular la temperatura corporal y las enzimas. Al asegurar un consumo adecuado de lisina, tu cuerpo puede reparar los tejidos rápidamente. Y el manganeso antioxidante ayuda a evitar daños en las mitocondrias y en las células rojas de la sangre.
- **Anti-inflamatoria, y promueve el crecimiento óseo saludable.** Se ha demostrado que el consumo de quinua tiene efectos antiinflamatorios en estudios con animales, incluyendo una reducción de la obesidad mediante la reducción de los niveles de tejido graso. Al incluir la quinua en tu dieta, también estás promoviendo el crecimiento saludable de los huesos, ayudando a la absorción del calcio y a la producción de colágeno.

La quinua se puede utilizar en barras, en sustitución de la harina de avena para el desayuno, en ensaladas o granola, en sopas, o incluso en hamburguesas vegetarianas caseras; las posibilidades son infinitas. La quinua se puede encontrar en forma de harina para hacer panqueques, para hornear, y para otras delicias.

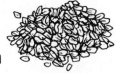

Consume avena sin gluten

La avena sin gluten es un refrigerio o una comida saludable y ofrece muchos beneficios para la salud, manteniendo tus niveles de energía. Echa un vistazo:

- **Nutre tu cuerpo:** La avena proporciona 66 gramos de carbohidratos por una porción de 100 gramos, lo que significa que estás recibiendo una gran cantidad de combustible para tu día. Antes de descartar la avena debido al alto contenido de carbohidratos, piensa en la fibra dietética que contiene, la cual te ayuda a asegurar la salud cardiovascular.

■ **Controla el azúcar en la sangre:** La avena sin gluten contiene una fibra soluble llamada beta-glucano, que ayuda a mantener tus niveles de azúcar en la sangre al disminuir los azúcares absorbidos por el cuerpo mientras hace la digestión; esto es especialmente importante para evitar el desarrollo de diabetes tipo 2, o para ayudar a controlarla. El beta-glucano también puede estimular tu sistema inmunológico, ayudándole a encontrar fuentes de infección con mayor rapidez.

■ **Ayuda a tu corazón y sistema circulatorio:** La fibra soluble, que se encuentra en la avena, ayuda a reducir los niveles totales de colesterol, lo que conduce a un corazón y a un sistema circulatorio más sanos. Mientras tanto, los antioxidantes limitan la oxidación del colesterol LDL, lo que le impide penetrar en las paredes de los vasos sanguíneos para reducir la acumulación de placa. Beber un poco de jugo de naranja o tomar un suplemento vitamina C con la avena puede ayudar a aumentar este beneficio.

■ **Te mantiene llena:** Al desacelerar la digestión y al garantizar una cantidad regular de péptido YY, la hormona que controla el apetito, la avena sin gluten puede ayudarte a sentir más llena por más tiempo. Los estudios han demostrado que la avena es uno de los mejores alimentos para la "saciedad", la sensación de estar lleno. Si quieres empezar el día con energía y una sensación de saciedad que te dure hasta el almuerzo, no busques más.

Comprar avena sin gluten, a diferencia de cualquier otro tipo, asegura que será más fácil de digerir, sobre todo si tienes intolerancia o alergia al gluten. Puedes encontrar las mismas variedades de avena sin gluten, como la avena normal, la avena instantánea, los copos de avena o la avena en hojuelas. La harina de avena también se puede utilizar como sustituto de la harina estándar en algunas recetas.

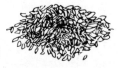

Semillas de linaza

Cultivada inicialmente en Babilonia alrededor del año 3.000 antes de Cristo, rápidamente se descubrió que la semilla de linaza era un alimento semejante a los granos, nutritiva, fácil de cultivar y llena de nutrientes. Al añadir semillas de linaza a tu dieta podrás sentirte más saludable y ayudar a tu cuerpo a combatir enfermedades. Esto es lo que la semilla de linaza puede hacer:

- **Cáncer:** Estudios recientes han indicado que los ácidos grasos omega 3 que se encuentran en las semillas de linaza ayudan a reducir la incidencia de tumores y su crecimiento. Además, los lignanos presentes en las semillas de linaza pueden ayudar a proteger contra cánceres sensibles a ciertas hormonas, sin causar interferencia con los tratamientos farmacológicos. Se cree que los lignanos bloquean las enzimas relacionadas con el metabolismo hormonal, lo que ayuda en la reducción de la propagación y el crecimiento de células tumorales.
- **Corazón:** Los ácidos grasos omega 3 de origen vegetal encontrados en las semillas de linaza también se cree que son excelentes para ayudar a mantener la salud del corazón, al disminuir la presión arterial, reducir y prevenir los depósitos de placa, y al ayudar en el tratamiento de la arritmia cardiaca (latidos cardíacos irregulares), así como en la reducción de los niveles de colesterol. ¡Son muchos beneficios para una pequeña semilla!
- **Diabetes e inflamación:** Existe información que sugiere que los lignanos pueden ayudar a mejorar los niveles de azúcar en la sangre, pero se necesita más investigación antes de poder confirmar esto. Sin embargo, hay datos definitivos que indican que las semillas de linaza pueden ayudar a quienes sufren de enfermedades inflamatorias, incluyendo asma, artritis y enfermedad de Parkinson.
- **Sistemas menopáusicos:** Tan solo dos cucharadas de semillas de linaza al día pueden reducir los sofocos asociados a la menopausia hasta en un 50 por ciento, y también pueden reducir la intensidad de cada episodio. Tan solo una semana luego de añadir semillas de linaza a tu dieta, podrás ver una mejora, y lograr beneficios en solo dos semanas.

Además de obtener una dosis de semillas de linaza con nuestros 22 Days Nutrition Plant Protein Powders (Proteína en Polvo a base de Plantas) , puedes agregar semillas de linaza a casi cualquier comida. La semilla de linaza suele venir entera, o se puede conseguir molida (o molerla tú mismo) para obtener el beneficio nutricional completo. La versión molida puede etiquetarse como "molida" "triturada" "o "harina de linaza", y todas son iguales.

Puedes agregar semillas de linaza a batidos, avena, sopas, ensaladas, chili, o a cualquier otro plato. Aquellos que no comen huevos pueden reemplazarlos en una receta al hacer un "huevo de linaza". Solo tienen que añadir 1 cucharada de semillas de linaza molidas a 3 cucharadas de agua, y en unos pocos minutos, se obtendrá una mezcla gelatinosa similar a un huevo. También puedes incorporar fácilmente semillas de linaza molidas en productos horneados al reducir una porción igual de harina (hasta media taza por receta).

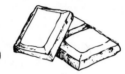

Chocolate oscuro

Si tienes que comer cualquier tipo de chocolate, mientras más oscuro, tanto mejor. Por un lado, tiene menos azúcar y grasas, lo que siempre es bueno para quienes comen de manera saludable. En segundo lugar, tiene mayores propiedades antioxidantes, ya que contiene una mayor concentración de cacao. El chocolate oscuro también ofrece los siguientes beneficios para la salud:

- **Vitaminas y minerales.** Al añadir un poco de chocolate oscuro a tu dieta, le estás dando a tu organismo acceso a minerales que son importantes para el funcionamiento óptimo, incluyendo potasio, hierro, cobre y magnesio. El cobre y el magnesio son particularmente importantes, ya que pueden ayudar a prevenir la diabetes tipo 2, así como a detener la presión arterial alta y disminuir el riesgo de enfermedades del corazón.
- **Salud del corazón.** El chocolate oscuro es excelente para el corazón y las arterias: sólo una razón más para asegurarte de consumir cantidades pequeñas y regulares en tu dieta. No sólo puede bajar la presión arterial (¿no te sientes más calmada después de un poco de chocolate?), sino que también puede reducir el riesgo de coágulos (evitando que las plaquetas se peguen entre sí), y puede prevenir el endurecimiento de las arterias a medida que envejecemos.

- **Mejor cerebro.** Al aumentar el flujo sanguíneo a las áreas clave del cuerpo, especialmente al cerebro, el chocolate oscuro puede garantizar una función corporal óptima. El chocolate también contiene algunos compuestos que ayudan a liberar endorfinas para que te sientas tranquila, relajada y feliz.
- **Una avalancha de antioxidantes.** Los niveles de antioxidantes se miden por la cantidad de ORACs (capacidad de absorción de radicales de oxígeno) presentes en este alimento por cada 100 gramos, y cuanto más, mejor. El polvo de cacao seco y sin azúcar, y el chocolate para hornear sin endulzar, tienen valores ORAC de 50.000 a 55.000, mientras que el chocolate oscuro regular tiene un valor ORAC de 20.000. Estos dos alimentos contienen mucho más ORAC que los arándanos (9.000), pero menos que la baya del *açaí* (102.000). Esto significa que una pequeña cantidad de chocolate contiene una alta cantidad de antioxidantes, pero no significa que debas depender únicamente del chocolate para tus necesidades de antioxidantes.

Añadir chocolate oscuro a tu dieta realmente no debería ser un reto, pero debe hacerse con moderación. Cada vez que sientas la necesidad de darte un gusto, una pequeña cantidad de chocolate oscuro es una buena opción en comparación con postres altos en azúcar o en grasas, y lo puedes combinar con otros ingredientes saludables, como frutas frescas o secas.

Recuerda que no todo el chocolate oscuro es el mismo: busca un alto contenido de cacao para obtener los mayores beneficios de salud que puedas.

COME VEGETALES DE HOJAS VERDES

Los vegetales de hojas verdes deberían ser la base de tu dieta saludable. Últimamente, a todos los chefs les parece encantar la col rizada, lo cual es increíble, pero también te invito a mirar más allá de los vegetales verdes más familiares como la espinaca, a algunos de sus primos más silvestres.

La col rizada es un vegetal excelente para consumir con frecuencia, pero no es el único vegetal verde que está lleno de nutrientes. En lugar de aburrirte con la misma ensalada de siempre o los mismos vegetales cocinados en tu comida, ¿por qué no pruebas algunas alternativas? Mezcla tu próxima comida con estos deliciosos vegetales:

- **Berros.** Una excelente fuente de vitaminas antioxidantes (A y C), los berros son también una fuente de vitamina K para la salud de los huesos, y contienen luteína y zeaxantina para ayudar a proteger la visión y apoyar al sistema cardiovascular. Los berros se pueden disfrutar cocinados o frescos, como sustituto de la lechuga en ensaladas, y en cualquier lugar que utilices vegetales de hojas verdes.
- **Endivia belga.** Otra buena fuente de vitamina A y C, la endivia belga también es una buena fuente de ácido fólico y de calcio para las mujeres embarazadas. También es alta en fibra dietética para ayudar a tu sistema digestivo y en programas de control de peso, ayudándote a que te sientas lleno por más tiempo. Este vegetal se puede servir crudo o cocinado; sin embargo, tiene un sabor ligeramente amargo, por lo que es mejor cuando se combina con una fruta o vegetal dulce.
- **Acelga suiza.** Una sola taza de acelgas hervidas y picadas contiene un asombroso 636 por ciento de tu dosis diaria de vitamina K, así como el 60 por ciento de vitamina A y el 42 por ciento de vitamina C. La acelga suiza es también una buena fuente de magnesio, cobre, manganeso, potasio, vitamina E, hierro y fibra, y de mucho más. ¡Este vegetal es una fuente inagotable de nutrientes!
- **Hojas de mostaza.** Una increíble fuente de vitaminas K, A y C (así como de cobre y manganeso), las hojas de mostaza pueden ayudar a prevenir el cáncer, y a que el cuerpo elimine impurezas. Para maximizar los nutrientes en las hojas de mostaza, enjuaga y corta en cintas de media pulgada. Mézclalas con jugo de limón y deja reposar cinco minutos para activar las enzimas antes de la cocción.
- **Hojas de diente de león.** Con un alto contenido de calcio y ricas en hierro, las hojas de diente de león son un excelente complemento para los veganos que quieren asegurar la ingesta adecuada de estos nutrientes. Las hojas de diente de león se consideran una gran adición para las personas conscientes de

la salud que deseen desintoxicar su sistema, pues ofrece un excelente soporte hepático y son ricas en antioxidantes. Puedes cosechar esta planta en primavera, o encontrarla en muchas tiendas de alimentos. Como las hojas tienden a ser amargas, es mejor añadirla a los batidos.

- **Hojas de nabo y de remolacha.** No sólo son una buena fuente de vitaminas K, A y C, sino también excelentes fuentes de ácido fólico, manganeso y cobre. Ambas hojas ofrecen apoyo en la desintoxicación, fitonutrientes antioxidantes y beneficios antiinflamatorios. La fibra que se encuentra en la remolacha se considera única (sólo se encuentra en esta planta y en las zanahorias) y puede ayudar en la prevención del cáncer de colon. Ambas son excelentes servidas al vapor, horneadas, o en sopas y ensaladas.

Cambiar tu selección de vegetales verdes te permite seguir comprando productos locales, para que no sólo puedas apoyar a tu economía local, sino también a reducir la producción de CO_2 creada durante el proceso de transporte. ¡Come vegetales de hojas verdes!

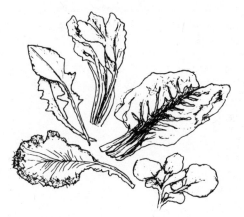

7

LA COCINA DE LA REVOLUCIÓN DE 22 DÍAS

TODA MI FAMILIA SE REÚNE en mi casa los fines de semana y viene con nuevas recetas. ¿Pastel de lima crudo y vegano? Lo hicimos. ¿Tacos de nueces de nogal? También. ¿Frijoles españoles con boniato? Un favorito de la familia. Mi esposa Marilyn es una cocinera increíble, y nuestros hijos han desarrollado un aprecio por el buen sabor que pueden tener las comidas íntegras y a base de plantas. El entusiasmo de mi familia por descubrir nuevos alimentos y recetas es la base para un montón de cosas maravillosas: buena salud, buenos hábitos y buenos momentos juntos.

¡Nos divertimos mucho! Y ahora tú también puedes hacerlo. Este capítulo tiene que ver con organizar tu cocina y prepararte para tener éxito en esta nueva forma de comer de modo que puedas tener la máxima diversión con el programa. Vamos a trabajar juntos para que consumas plantas y puedas obtener una mejoría en tu salud y tus hábitos. Al igual que mi familia, tú puedes descubrir el placer de comer plantas, comenzando a valorar los alimentos crudos: una variedad de frutas y vegetales crudos que te darán toda la nutrición que necesitas para transformar tu cuerpo y tu vida.

¡La planificación es la clave del éxito y del disfrute! ¿Y qué mejor que lograr tus objetivos? La sensación que tienes cuando cruzas la línea de meta es la recompensa más grande en la vida. ¡Y todos queremos sentir esa sensación! La verdad es que nadie planea fallar nunca. La gente simplemente falla al planear. Prepárate para el éxito anticipando tus necesidades y haciendo que los alimentos saludables a base de plantas sean accesibles y estén a la mano. Hacer elecciones saludables, que te llenan de vida en cada una de tus tres comidas al día es posible, pero requiere planificación. Requiere esfuerzo. ¡Los pepinos no compran y no se cortan solos!

Si quieres salir del ciclo de las enfermedades y del aumento de peso, y crear un nuevo ciclo de vitalidad, planificar y ser fiel a esto es la única manera de llegar allá. Si estabas buscando un esquema rápido para hacerte rica, estás en el lugar equivocado. Si estás buscando hábitos sostenibles que te darán una buena salud, estás en el lugar indicado, porque estás a punto de comenzar un viaje increíble hacia la salud y el bienestar. Vas a trabajar para ver cuáles hábitos te están saboteando de modo que puedas reemplazarlos por otros más saludables. Verás lo que se siente al cuidar de ti misma y avanzar en el camino a ser la mejor versión de ti.

DEPURA TU DESPENSA

Hay una serie de cosas que puedes hacer para apoyarte a ti misma durante los próximos 22 días. Antes de que la alimentación a base de plantas se convierta en un hábito, será necesario un poco de previsión y de preparación.

Revoluciona tu cocina depurándola y eliminando esos tentadores alimentos procesados que podrían hacer que el cambio de hábitos sea más difícil de lo que debe ser. Con los ingredientes adecuados y saludables a mano, los menús diarios, y algunas pautas simples, podrás crear hábitos sostenibles al ponerte en una posición para tener éxito.

Una cocina para La revolución de los 22 días está llena de frutas y de vegetales frescos, y de artículos saludables en la despensa. Está llena de alimentos vegetales, granos y cereales orgánicos. *No* está llena de alimentos procesados o azucarados, que son pésimos par tu cintura y peores aún para tu corazón. Cuanto más hagas en tu hogar para apoyar tus nuevos hábitos, más fácil te resultará ser fiel a tus intenciones. Piensa en las comidas "rápidas". Su mayor argumento de venta está en el nombre: *¡rápidas!* Cuando no estamos acostumbrados a planificar las comidas, esperamos hasta tener hambre y entonces comemos lo primero que vemos. Cuando tienes hambre, si la comida sana no está disponible y una bolsa de papas fritas es fácil y está al alcance, toda esa fuerza de voluntad sale por la ventana y te deja con un dolor de estómago y un montón de arrepentimiento.

Por otro lado, si te aseguras de no tener papas fritas, si te aseguras de tener zanahorias partidas, apio en rodajas y un gran plato de hummus fresco… bien, entonces tendrás siempre una comida *rápida* que es también un *buen* alimento.

Vi la importancia de eliminar los alimentos procesados de la despensa, así provengan de plantas, mientras trabajaba con Jane, una clienta de poco más de cincuenta años, que había estado luchando con la pérdida de peso desde la menopausia. Aunque en su juventud le resultó relativamente fácil de mantener su peso, de repente sucedió lo contrario: comenzó a ganar peso con facilidad, sólo para descubrir que le era casi imposible perderlo. Cuando la conocí, ella tenía curiosidad acerca de los beneficios de una alimentación a base de plantas, pero también estaba segura de que no era el tipo de cosas que haría por mucho tiempo. A pesar de que ella me advirtió que este "estilo de vida" probablemente no permanecería con ella, yo estaba feliz de que lo intentara. A mi modo de ver, una vez que alguien experimenta los beneficios de una vida a base de plantas, ¡es imposible que no se sienta animada a seguirla!

¡Efectivamente, Jane perdió dos libras en su primer día del desafío y estaba eufórica! Pero entonces las mareas volvieron y su peso no varió desde el segundo día. Recuperó incluso una libra. Esto fue muy frustrante para ella, ya que realmente quería resultados.

Cuando me llamó para informarme sobre su progreso y expresarme sus sentimientos, ella culpó al programa por su incapacidad para transformar, y también a su tipo de cuerpo.

—Simplemente no funciona para gente como yo —dijo.

La escuché con atención y entonces empecé a trabajar para descubrir lo que estaba pasando realmente. Sé que una alimentación a base de plantas funciona para todas las personas y todos los tipos de cuerpo, así que si no funcionaba para Jane, tenía que haber una razón subyacente. Le pregunté a Jane si le importaba examinar sus días conmigo, para poder averiguar lo que estaba sucediendo y por qué sus esfuerzos no estaban dando resultados.

Cuando revisamos cada día y cada comida, y mientras Jane me contaba cómo eran sus días, comprendí que había dos cuestiones en juego: ella estaba consumiendo demasiados alimentos procesados, aunque basados en plantas, y los estaba comiendo en cantidades muy grandes.

Simplemente porque un alimento esté elaborado a base de plantas,

¡no significa que no sea procesado! Cuando un alimento es procesado, la fibra es eliminada para que puedas consumir más y con mayor rapidez, lo que significa que será más fácil comerlo en exceso. ¡El hecho de que la pasta provenga de una planta no significa que vayas a perder peso si comes tres tazones! Lo contrario es cierto. Y eso fue lo que le sucedió a Jane. ¡Cuando se dio cuenta de su error y lo corrigió, perdió las 12 libras que había estado luchando para perder por años!

Es fundamental comenzar a eliminar la totalidad de alimentos procesados y poco saludables que estorban en tu cocina. El programa de La revolución de 22 días consiste en darte a ti misma un montón de opciones para elegir en vez de pasar todo el día tratando de no pensar en cómo sería disfrutar de algo delicioso.

¿Qué tienes en tu despensa en este instante? Abre todas las puertas y comienza a leer las etiquetas.

- **Evita el azúcar añadido.** El azúcar añadido agrega calorías sin nutrientes y arruina tus papilas gustativas, lo que te impide disfrutar de la gama completa de sabores disponibles para ti que ofrece el mundo natural. Elimina las bebidas azucaradas, los dulces y los chocolates. Lee las etiquetas del kétchup, los aderezos para ensaladas, la mantequilla de maní, y los pretzels. ¡Te sorprenderá todo el azúcar que contienen los alimentos aparentemente saludables! Los alimentos naturales contienen azúcar natural, así que en lugar de centrarte en los gramos de azúcar que aparecen en la etiqueta, céntrate en los ingredientes. ¡Si dice "azúcar" o "jarabe de maíz", no lo compres!
- **Elimina los edulcorantes artificiales.** No consumas refrescos, dulces ni nada que sea dietético. Comer plantas consiste en comer alimentos naturales, y no alimentos creados artificialmente.
- **Arroja la harina blanca procesada.** Las galletas, las mezclas para tortas o pasteles, el pan blanco, los *cupcakes*... elimina todo eso. No necesitas harinas procesadas en tus comidas, porque las harinas de los granos enteros son versátiles y tienen todos los nutrientes originales del grano, además de la fibra y el salvado.
- **Omite los lácteos.** Los quesos, la crema, la leche. Siempre les digo a mis amigos y clientes que eviten la leche. ¡Hay tantas maneras de disfrutar la comida sin lácteos! Consume aceite de

oliva en lugar de mantequilla, increíbles quesos de anacardo, y la mejor receta para leche de almendras (página 266).

- **Libérate de la carne.** Carnes procesadas, carnes frías, perros calientes, pollo, pescado, mariscos... ¡Saca todas esas cosas de tu casa y de tu vida para siempre!

Cualquier cosa que no debería estar en tu cocina, échala en una bolsa, ciérrala, y déjala en la puerta. Puedes donarla, o si realmente es mala para ti, puedes arrojarla al cesto de la basura. Debes saber que al deshacerte de este alimento, estás haciendo algo que será más grande que tú, porque has hecho un esfuerzo consciente para ser más saludable, mejor, más inteligente, y finalmente para ser una mejor versión de ti.

COMPRA ESTRATÉGICAMENTE

Los menús diarios de La revolución de 22 días están llenos de todas las bondades que tus papilas gustativas y tu cuerpo necesitan para mantenerte sano y feliz. Tomar buenas decisiones en el supermercado te mantendrá bien encaminada para todas tus comidas de los 22 días. Comprar estratégicamente es tu primera defensa contra las tentaciones comunes y los descarrilamientos en la dieta. Mientras más a mano estén tus alimentos saludables en tu cocina, más recurrirás a ellos. ¡Tu objetivo es hacer que las frutas y los vegetales frescos sean tu comida más cercana y accesible!

Cuando llenas tu carrito con hierbas, vegetales, frutas y granos frescos, estás obteniendo los ingredientes que necesitas para preparar comidas sabrosas y satisfactorias, y los nutrientes que tu cuerpo necesita para combatir enfermedades y mantenerte saludable. Todas esos bananos, zanahorias, arvejas y fresas mantienen tu piel suave, tu corazón sano, y tu cintura delgada. Siempre y cuando tengas alimentos de origen vegetal, estarás armada exactamente con lo que necesitas para cambiar tus hábitos, tu estado de salud, y tu vida, durante los próximos 22 días, y más allá.

1. **Compra con lista en mano.** Para las tres semanas del programa, proporcionaremos una lista de compras para cada semana del

programa. La encontrarás en la parte posterior del libro, además de las recetas.

2. **Compra primero en el perímetro de la tienda**. Puedes recorrer los pasillos internos si vas a comprar frijoles o granos enteros. Pero concéntrate primero en el perímetro. Llena tu carro con todas las frutas y vegetales, y luego busca los otros productos que necesites. Mientras llenas tu carro, asegúrate de que te sentirías orgullosa de él si alguien a quien quisieras impresionar estuviera mirando. (Por ejemplo, un ex, tu congresista local, o yo).

3. **Compra después de un refrigerio o de una comida**. ¡No vayas de compras cuando tengas hambre! Hacer compras cuando tienes hambre significa alimentar tus ojos, y no tu cuerpo. Come un refrigerio antes de ir de compras para que estés completamente saciada y puedas tomar las mejores decisiones para llenar la despensa de tu cocina con todos los ingredientes deliciosos que te encantará comer y compartir toda la semana.

4. **Mantén tu despensa llena**. ¿Por qué esperar hasta que la despensa esté vacía para reponerla? Quiero que sientas como si tuvieras todo lo necesario, y más, durante tus 22 días.

5. **Elige variedad**. ¡Hay muchas deliciosas variedades de frutas y vegetales para llevar! Puede haber remolachas rojas y blancas, daikon púrpura, boniatos rosados, radicchio rojo oscuro, o brocolini delgado y verde, el primo tierno del brócoli... mientras más colores veas, mientras más variedades escojas, más segura podrás estar de que estás recibiendo todas las vitaminas y minerales que necesitas para súper potenciar tu día. La variedad y la frescura son lo que nos da el espectro completo de los beneficios de todas las vitaminas, minerales y fitonutrientes que debemos consumir. Y los fitonutrientes son parte de lo que hace que los alimentos frescos tengan tan buen sabor.

NO COMPRES MÁS AL POR MAYOR

Los alimentos que comes vienen de alguna parte. ¿Has pensado en sus orígenes? Estoy apostando a que cada semana o algo así, vas a las mismas pocas tiendas, recorres los mismos pocos pasillos, y vuelves a casa con los mismos productos. Y la mayoría de los alimentos que estás comprando en grandes paquetes han sido procesados a cientos o miles de millas de distancia, y han sido preservados con productos químicos para que puedan ser transportados en camiones y almacenarse en estantes durante meses hasta que los llevas a tu casa.

No es de extrañar que muchas personas no sean saludables, porque la mayoría de nosotros realmente no queremos lidiar con las compras (es decir, con los alimentos), y los supermercados hacen que sea fácil entrar, encontrar lo que necesitas bajo las luces fluorescentes, y llegar a casa de nuevo lo antes posible, sin darte cuenta de que son las decisiones que tomas en esos pasillos las que te preparan para alcanzar el éxito o el fracaso. Si tu casa estuviera llena de brócoli verde, de tomates rojos hermosos y brillantes, y de calabaza amarilla que podrías convertir fácilmente en una comida saludable, no tendrías que buscar dentro de una caja de galletas del tamaño de un rascacielos para obtener confort o "alimento".

Aquí está el punto importante: la compra al por mayor no funciona para los alimentos frescos (a menos que estés comprando bayas congeladas para batidos). No solo no funciona para los alimentos frescos, sino que las compras masivas de alimentos procesados y poco saludables arruinarán tu pérdida de peso y tus metas. En lugar de comprar barras azucaradas, piensa en una fruta o en barras energéticas y con proteínas como la 22 Days Nutrition elaborada con ingredientes de alimentos enteros... ¡porque al igual que comer sano, ir de compras es un hábito! Así que reemplacemos los alimentos procesados, poco saludables y al por mayor de ayer, con el hábito revolucionado de hoy: consume alimentos de origen vegetal.

¿POR QUÉ DEBERÍAS ELEGIR LO ORGÁNICO?

Orgánico no es solo una palabra de moda. La manera como se cultivan los alimentos impacta nuestra salud tanto como la manera como se preparan. Los alimentos producidos artificialmente, químicamente, genéticamente y sintéticamente no llegan a nuestros platos solo a través de la comida chatarra brillantemente empaquetada. Cuando las frutas, vegetales y otros alimentos de origen vegetal se cultivan en condiciones irresponsables, su calidad sufre, y lo mismo sucede con los beneficios nutricionales. Cuando se aplica cera a las frutas que se venden en las tiendas, la manzana se ve muy brillante, pero también está recubierta de cosas que probablemente no quisieras estar comiendo.

Hay más de 400 tipos diferentes de pesticidas que se utilizan en la agricultura tradicional (no orgánica), lo cual requiere más energía y agua, y agota la fertilidad del suelo. Como resultado, nuestros cuerpos están siendo despojados de los mismos nutrientes que buscamos para el bienestar total, estando expuestos innecesariamente a los efectos nocivos de estos métodos.

Evitar alimentos con muchos pesticidas puede ayudar a reducir el riesgo de ciertas enfermedades, como la enfermedad de Alzheimer y el Parkinson, el autismo y la endometriosis. Concéntrate en adquirir productos orgánicos y libres de organismos modificados genéticamente para que tú y tu familia puedan disfrutar de todas las ventajas de una dieta bien balanceada, sin los inconvenientes de los pesticidas residuales.

Comer "orgánico" asegurará (como lo define la ley) que los alimentos que consumes sean producidos sin el uso de pesticidas y herbicidas artificiales, sin hormonas de crecimiento, organismos modificados genéticamente (OMGs) o fertilizantes sintéticos. En consecuencia, los alimentos orgánicos pueden ser más nutritivos, más ricos en vitaminas y minerales, y más altos en nutrientes.

Aunque los niveles de pesticidas son establecidos por el USDA, y las frutas y vegetales suelen lavarse en tu tienda de productos locales, muchas frutas y vegetales pueden tener sin embargo niveles residuales de sustancias químicas. De hecho, hasta un 65 por ciento de los productos puede contener pesticidas. Pero, ¿qué tipo de productos son los más dañinos?

Cada año, el Grupo de Trabajo Ambiental identifica los doce alimentos que tienen los más altos niveles de pesticidas cuando llegan a la tienda. Se les llama la "docena sucia".

Aquí está el desglose de la Docena Sucia del 2014:

- Manzanas
- Fresas
- Uvas
- Apio
- Melocotones
- Espinaca
- Pimientos dulces
- Nectarinas
- Pepinos
- Tomates cherry
- Arvejas
- Papas

En la parte superior de la lista, las manzanas son, con mucho, las más dañinas, con la friolera del 99 por ciento de las manzanas convencionales dando positivo en pruebas para al menos algún tipo de residuos de plaguicidas. Las uvas, uno de los alimentos favoritos de los niños, pueden tener hasta quince tipos de pesticidas en una sola uva, algo que todos los padres deberían tener en cuenta. En el otro extremo del espectro, muchos tipos de alimentos de piel gruesa tienen menores niveles de pesticidas, incluyendo las piñas, los mangos y las berenjenas. La elección de los alimentos de la parte inferior de la lista puede ser una alternativa si los alimentos libres de pesticidas no son fácilmente disponibles o asequibles. Si tienes que comprar productos de la lista, asegúrate de lavarlos bien antes de consumirlos. Quitar la cáscara también puede ayudar a reducir los niveles de pesticidas residuales.

Además de las frutas y vegetales frescos, es importante tener en cuenta los alimentos procesados que están elaborados con los productos de la lista de la "docena sucia". Las manzanas se utilizan como base para muchos tipos de jugos y refrigerios con frutas, así que elegir versiones orgánicas ayudará a reducir la ingesta de pesticidas para ti y tu familia.

Si no puedes encontrar opciones orgánicas en la sección de alimentos de origen vegetal, examina la góndola de alimentos congelados; por ejemplo, las fresas y los duraznos congelados orgánicos son muy fáciles de encontrar.

Los alimentos a base de plantas son fantásticos, pero lo son aún más cuando se cultivan orgánicamente, ¡por nuestro bien y por el de la Tierra!

MERCADO, SUPERMERCADO, MERCADO DE AGRICULTORES, CSA

¿Dónde compras los alimentos de origen vegetal? Si estás lista para probar algunos sabores nuevos y encontrar algunos alimentos frescos favoritos, hay muchas maneras de hacerlo.

1. **Pon el súper de nuevo en el supermercado.** Incluso si has estado haciendo compras en la misma tienda durante años, estoy dispuesto a apostar que hay toda una variedad de vegetales y frutas que no has probado, porque son desconocidas, porque piensas que no te van a gustar, o porque no sabes qué hacer con ellas. Hazte un favor y la próxima vez que estés en el supermercado,

coge una fruta o un vegetal que no compres nunca, llévala a casa, e investiga qué hacer con él. Ampliar tu conocimiento de los vegetales que puedes comer y disfrutar te ayudará a hacer que este viaje permanezca contigo en el día 23 y más allá.

2. **Busca el mercado local de agricultores.** Los mercados de agricultores están en todas partes, y son una extraordinaria manera de explorar las ofertas locales y de temporada en tu lugar de residencia. Convertir la visita al mercado de agricultores en una parte de tu rutina semanal, será divertido para ti y para tu familia, y todos ustedes podrán aprender y experimentar juntos. ¡Si ves algo desconocido en el mercado de agricultores, pregunta simplemente! Quienquiera que esté atendiendo el puesto probablemente tendrá buenas ideas sobre cómo puedes disfrutarlo en casa.

3. **Únete a una CSA.** Las CSAs son una gran manera de involucrarse en la agricultura local. CSA significa programa de agricultura apoyado por la comunidad (por sus siglas en inglés), y es una manera de conectarte con los productores locales y obtener productos frescos y locales, a la vez que apoyas la economía de tu comunidad y los medios de vida de una de nuestras actividades más importantes: la agricultura. Las CSAs son maravillosas en verano, porque es la época de cosechas.

CSAS EN PROFUNDIDAD

La agricultura es una actividad llena de retos, donde la mayoría de los ingresos se obtiene durante solo unos pocos meses. Una CSA es un contrato entre un productor local y tú por medio del cual ellos reciben ingresos a cambio de una parte de su cosecha. Es lo mejor de ambos mundos, tú recibes vegetales frescos y el cultivador obtiene una fuente regular de ingresos.

Cómo funciona

Por una tarifa por adelantado, el productor se comprometerá a una entrega semanal de productos (o también puedes coordinar la recogida).

Dependiendo del tamaño de tu inversión, puedes recibir una caja pequeña, mediana o grande de productos frescos cada semana. También puedes personalizar tu caja (hasta cierto punto) con el fin de incluir o excluir ciertos vegetales.

¿En qué difiere esto de cualquier otro servicio "de entrega de vegetales"? La clave para una CSA es que compres esencialmente una parte de la cosecha por adelantado, en lugar de pagar simplemente por vegetales.

¿Por qué es genial?

Aunque algunos de nosotros podríamos ir semanalmente al mercado de agricultores, esto no es factible para muchas personas. La participación en una CSA te da acceso a vegetales frescos durante 8 a 10 semanas del año (o más, dependiendo de dónde vivas), mientras apoyas directamente a los productores locales, sin intermediarios. Además de apoyar a los productores, también estás ayudando al planeta mediante la reducción de las emisiones de carbono, ya que los vegetales provienen de un lugar mucho más cercano. Además, si puedes encontrar un miembro de una CSA orgánica, entonces tendrás acceso a productos libres de pesticidas y otros químicos dañinos.

Cada CSA es diferente, así que averigua sus características antes de comprometerte. Es posible que quieras una CSA que te lleve los productos a tu casa, o encontrar una que tenga un sitio de recolección cercano para adquirir los productos con facilidad. Además, cada granja ofrecerá una variedad diferente de productos; encuentra una que ofrezca una selección que te parezca atractiva.

Para empezar, averiguar si hay CSAs en tu área buscando en línea, o entra a la página 22daysnutrition.com para más enlaces e información.

EL RESTO DE LA TIENDA

Una vez que hayas llenado tu carrito con todas esas frutas y vegetales, entonces estarás lista para ir a los pasillos.

Alimentos y frijoles enlatados

Los siguientes artículos de primera necesidad pueden proporcionar una base para la mayoría de las comidas: chiles, masala, sopas, currys, salsas, etc. Algunos artículos buenos para incluir son los frijoles enlatados y secos, la pasta de tomate y los tomates enlatados, el caldo de vegetales, la leche de coco, los chiles, y el puré de calabaza. Búscalos en latas sin etiquetas BPA o en frascos de vidrio.

Semillas y frutos secos

Añadir semillas y frutos secos a tus comidas te da más proteínas y oligoelementos minerales, entre otros nutrientes. Algunas sugerencias incluyen semillas de chía, linaza, nueces, semillas de calabaza, anacardos y almendras. Los frutos secos y las semillas no permanecen frescas para siempre; repone tus existencias con regularidad para que no se vuelvan rancias. O guárdalas en el refrigerador cuando hayas abierto el paquete o lata.

Especias y hierbas secas

Además de darle sabor a tu comida, las especias y las hierbas contienen micronutrientes esenciales. Aunque las hierbas frescas son la mejor opción, tener un surtido de hierbas secas a mano puede realzar el sabor de casi cualquier comida, para que puedas disfrutar de tus platos veganos, en lugar de padecerlos. Para platos dulces, utiliza canela, jengibre, extracto de vainilla, e incluso una pizca de pimienta de cayena. Otras sugerencias incluyen tomillo, orégano, albahaca, paprika, comino, cúrcuma y cilantro, entre otros.

Condimentos

Puedes utilizar condimentos como aderezos, pero también como edulcorantes, espesantes, para agregar sabor o preparar adobos. Algunas sugerencias incluyen el agave, la mantequilla de almendras, la pasta de curry rojo, el tahini, los aminos de coco, la mostaza y la levadura nutricional. Algunos de mis aderezos favoritos están elaborados a base de pasta de ajonjolí y un poco de jugo de limón.

Granos

Los granos enteros y saludables son una gran base o plato de acompañamiento y proporcionan proteínas y carbohidratos. Ten los siguientes elementos a mano para el desayuno, el almuerzo o la cena: arroz integral, quinua, copos de avena sin gluten, tortillas de maíz, mijo, arroz soplado. Para platos con pasta, busca opciones más saludables que la sémola durum estándar, tales como la quinua, el arroz integral, u otra pasta sin gluten.

Aceites y vinagres

Al igual que los condimentos, los aceites y vinagres pueden transformar una comida monótona en otra fantástica. Haz vinagretas o adobos, o utilízalos como una base saludable para salteados en wok. Algunas sugerencias incluyen aceite de oliva extra virgen, aceite de coco, vinagre balsámico y de manzana, pero puedes probar todo tipo de aceites y vinagres para agregar sabor a tus comidas. (Recuerda, cuando se trata de aceites, la moderación siempre es importante).

Frutas secas y chocolate

Las frutas secas son excelentes para todo, desde ensaladas hasta postres, y ¿quién puede vivir sin un poco de chocolate oscuro de vez en cuando? Encontrarás una receta para mini muffins con chips de chocolate de Marilyn en el libro de cocina de La revolución de 22 días en la parte posterior de este libro. Además, los dátiles y otros frutos secos se pueden utilizar como edulcorantes en batidos y productos horneados en vez del azúcar.

Bebidas

Como parte de un estilo de vida saludable, el agua será tu bebida principal, pero querrás poder disfrutar de otro par de líquidos. Como base para batidos o en tu cereal, una leche de almendras o de otra nuez de buena calidad es una buena opción. Y el agua de coco es una buena adición a los batidos, o para ayudar a reponer los electrolitos después de un entrenamiento intenso.

¡PREPÁRATE PARA EL ÉXITO!

¿Están listos? ¡Vamos entonces! Ya han tomado la decisión de salir de la rueda del hámster. Han aprendido sobre el valor de comer plantas, y cómo organizar sus cocinas para ayudarles a crear mejores hábitos en los próximos 22 días. Tienen una meta, y con las listas de compras, las recetas en la parte posterior del libro, y los menús en la siguiente sección, tienen un plan.

Cada vez que vayan de compras, cada vez que se acerquen a su despensa, tengan cuidado. Sean conscientes. ¡No sean habituales! Sean creadores de hábitos nuevos y conscientes.

8

LAS LISTAS DE COMPRAS DE LA REVOLUCIÓN DE 22 DÍAS

¡PREPÁRATE PARA INTRODUCIR ALGUNAS FRUTAS y vegetales realmente deliciosos, o para reintroducir viejos favoritos a través de algunas preparaciones nuevas que realmente te sorprenderán! ¡La clave para comer plantas de una manera saludable es la variedad! Antes de iniciar este programa, es probable que hayas sido propensa a recurrir cada vez a la misma caja de espinacas que han sido lavadas tres veces. O a la misma col rizada de siempre. Ambos son maravillosos para ti, y me encanta la ensalada de col rizada, pero a medida que cocinas los variados y deliciosos platos del programa de La revolución de 22 días, estarás expuesta a nuevos vegetales, granos y legumbres, combinados de formas emocionantes para estimular tu paladar.

A medida que comienzas a cambiar tus hábitos y a consumir alimentos verdes, rojos, naranjas y amarillos, podrás comenzar a apreciar las diferentes estaciones del año, por lo que puedes tener variedad en diferentes épocas del año. ¡El programa de La revolución de 22 días no consiste en la privación! La privación no funciona y no es sostenible. Amplía tu paladar probando diferentes tipos de calabazas, manzanas, bayas, vegetales de hojas verdes, disfrutando de una gran cantidad de colores y sabores de temporada, así como de los beneficios para la salud de una dieta fresca y a base de plantas.

UTENSILIOS ESENCIALES DE COCINA

Una cocina para La revolución de 22 días requiere un arsenal:

- Cucharas y tazas con medidas
- Procesador de alimentos
- Cortador en espiral (fantástico par hacer pasta con vegetales)
- Estera de bambú para sushi

LISTA DE COMPRAS, SEMANA 1

Las frutas y vegetales frescos de temporada son la columna vertebral de una dieta vegana emocionante, pero los productos básicos de la despensa convierten los productos frescos en una comida satisfactoria. Para prepararte para tu programa de los 22 días, esta semana armarás tu arsenal, absteniéndote de harinas, granos, aceites, vinagres y frutos secos, así como de todas las frutas y vegetales frescos que estarás disfrutando.

BÁSICOS DE LA DESPENSA:

HARINAS

harina de almendras

bicarbonato de soda

harina de arroz integral

harina de avena sin gluten

harina de tapioca

ACEITE/VINAGRE

vinagre de sidra de manzana

vinagre balsámico

aminos de coco

aceite de coco

aceite de oliva extra virgen

aceite de cártamo (o aceite de canola)
(para altas temperaturas)

ESPECIAS / SAZONADORES

hojas de albahaca (u hojuelas secas
de albahaca)

pimienta negra molida

pimienta de cayena

canela

cilantro

comino

curry

ajo en polvo

jengibre

extracto de vainilla de Madagascar

paprika

hojuelas de perejil (secas)

sal marina

cúrcuma

CONDIMENTOS/MISC.

puré de manzana

corazones de alcachofa (1 lata sin
BPA)

mayonesa de canola
alcaparras
aceitunas Kalamata
jarabe de arce

hojas de nori
dátiles sin semilla
chips de chocolate vegano

SEMANA 1:

GRANOS/FRIJOLES/ LEGUMBRES
lentejas beluga
frijoles negros
arroz integral (de grano corto)
garbanzos (1 lata sin BPA)
lentejas verdes
quinua (en realidad es una semilla
    pero generalmente se encuentra
    en los granos)
avena instantánea
pan vegano y sin gluten

PRODUCTOS AGRÍCOLAS
banano
arándanos azules (frescos)
brócoli
zanahorias
coliflor
apio (picado)
tomates cherry (1 paquete pequeño)
pepino (2)
berenjena (1)
fruta fresca (entera)
ajo
manzanas Granny Smith (3)
tomates (1 paquete)
pomelo (1)
uvas (verdes)
aguacates Haas (7)
jalapeño

jícama
col rizada
limón (6)
lima (3)
cebolla (2)
naranjas (2)
tomate ciruela (3)
pimiento rojo
lechuga romana
chalote
espinaca
boniato (1)
tomates (2)
calabacín

SEMILLAS/ NUECES/ FRUTOS SECOS/ LECHE DE NUECES
mantequilla de almendras o de girasol
anacardos (crudos, sin sal)
semillas de chía (2 tazas)
semillas de linaza (molidas)
nueces (crudas, sin sal)
piñones
semillas de ajonjolí
tahini
nueces de nogal
leche de almendras (natural o con
    sabor a vainilla. Tal vez quieras
    probar ambas)
leche de coco

LISTA DE COMPRAS, SEMANA 2

Ya tienes una magnífica despensa llena de aceites, vinagres, especias y condimentos que realzarán tus platos de vegetales. Esta semana, agregarás más alimentos, con otros granos y frijoles, y muchas frutas y vegetales. ¡Que seas feliz cocinando!

GRANOS/ FRIJOLES/LEGUMBRES

frijoles negros

arroz integral (de grano corto)

lentejas (negras)

frijoles pintos (1 lata sin BPA)

quinua

PRODUCTOS AGRÍCOLAS

manzana (1)

peras asiáticas (2)

albahaca (fresca)

remolachas (2)

arándanos azules (congelados)

brócoli

zanahorias

coliflor

apio

tomates cherry (2 cajas)

arándanos rojos (secos)

pepino (4)

hinojo

fruta fresca

manzana Fuji (1)

ajo

jengibre

manzana Granny Smith (sin el corazón)

uvas

aguacate Haas (6)

lechuga iceberg

col rizada

limón (3)

lima (4)

cebolla

naranja

perejil (fresco)

pimientos (2)

lechuga romana (1 cabeza)

cebollino

espinaca

cebolla dulce (1)

boniato (1)

tomates (8 grandes y maduros)

SEMILLAS/FRUTOS SECOS

almendras

anacardos

semillas de girasol

ESPECIAS/SAZONADORES

mostaza (tradicional)

MÁS:

leche de almendras

leche de coco (1 lata)

avena sin gluten

corazones de palmito (en lata)

linguine (preferiblemente sin gluten)
   (1 caja)

LISTA DE COMPRAS, SEMANA 3

A estas alturas ya debes estar acostumbrada a adquirir harina de arru-rruz y quinua, y, lo más importante, tu canasta llena de productos fres-cos. ¿Qué se siente al comprar de manera consciente, con un propósito, y saber que te estás dando lo mejor de lo mejor? Se siente increíble, pero no necesitas que yo te diga eso. Ya lo sabes.

GRANOS/FRIJOLES/LEGUMBRES

frijoles negros
arroz integral
garbanzos (crudos y en bolsa)
garbanzos (1 lata sin BPA)
lentejas verdes
lentejas (1 lata sin BPA)
lentejas (beluga, en bolsa)
quinua

PRODUCTOS AGRÍCOLAS

brotes de alfalfa (una caja pequeña)
banano (1 racimo)
hojas de albahaca, picadas (o 1 pizca
    de albahaca seca)
brócoli (1 cabeza)
zanahorias (1 bolsa)
coliflor (1 cabeza)
apio (1 manojo)
tomates cherry (1 caja)
pepino (6)
berenjena (1 o 2 grandes)
hinojo
diente de ajo
jengibre, rallado (en pequeña cantidad)
manzanas Granny Smith (2)
aguacate Haas (7)
jalapeño (2 pequeños)
col rizada
limones (3)
limas (6)
cebolla

perejil
pimientos (5 medianos, de cualquier
    variedad)
piña
lechuga romana
cebolletas
chalote
espinaca (1 manojo)
boniato (1 grande)
tomate (3 ciruela)
tomates (8 grandes)
tomates (cherry, 1 caja grande)
cúrcuma
calabacín (1 grande)

SEMILLAS/ FRUTOS SECOS

anacardos (crudos, 1 taza)
harina de linaza
mantequilla de girasol
nueces de nogal (crudas, sin sal)

MÁS...

leche de almendras (vainilla)
puré de manzana
alcaparras
leche de coco (1 lata)
arándanos rojos (secos)
dátiles
corazones de palmito (1 lata sin BPA)
hummus
linguine (sin gluten, 1 caja)

TERCERA PARTE

¡VAMOS!:
22 días de revolución en los planes de alimentación

9

SEMANA 1:
COMER PARA DESARROLLAR HÁBITOS EXITOSOS

¡EL COMIENZO DE TU VIAJE! Comenzar una nueva forma de comer es como hacer un viaje: puedes planearlo, puedes imaginarlo, puedes hacer compras para él, pero la experiencia es algo que tendrás que descubrir por ti mismo. Esa es la alegría de un viaje personal. La forma en que te sientes en este programa será específica para ti. Los desafíos que enfrentarás serán tuyos. Tendrás que recurrir a tu propia fuerza interior para que tu misión sea exitosa.

Estoy aquí para decirte que *puedes* tener éxito. Puedes identificar los hábitos que te han impedido perder el peso que quieres, y llevar el estilo de vida lleno de energía y saludable que deseas. Esta es tu oportunidad de arrojar luz sobre esos hábitos, y desarrollar estrategias para mantenerte comprometida con el programa. Una vez que comiences, una vez que empieces a comer esos alimentos abundantes, cada vez será más y más fácil.

Y luego, habrá un momento en que las cosas sean más difíciles. ¡Porque así es la vida! Una dieta no ocurre en el vacío. Claro, puedes irte a un retiro de siete días donde otras personas te preparan la comida, o ser escogido por un programa de televisión durante seis meses, pero en algún momento tendrás que regresar a tu casa, donde tus viejos hábitos te estarán esperando.

En las próximas tres semanas, concentra tu atención cada día en una importante lección, con opciones coherentes y conscientes para construir nuevas vías neuronales y forjar hábitos positivos. Observa cómo te sientes cuando empiezas a comer siguiendo el delicioso menú a base de plantas. Pronto, disfrutarás de los beneficios de un espectro completo de vitaminas y minerales, te sentirás con más energía, dormirás mejor, y tendrás una sensación de vitalidad. Estás en tu camino al desarrollo de hábitos que te ayudarán a continuar en el camino hacia la mejor versión de ti.

El programa de La revolución de 22 días requiere planear y cocinar. Aprenderás los elementos básicos de una dieta sana y deliciosa a base de plantas que te llevará mucho más allá de los 22 días y se convertirá en un elemento básico en el repertorio de tu familia. Debes comprometerte a seguir de cerca el programa de los 22 días. Diseñé las comidas para que funcionen unas con otras y te ofrezcan un equilibrio de macro y micronutrientes. Sin embargo, entiendo que en el transcurso de estos 22 días estarás ocupada y comerás por fuera, y los fundamentos de una vida exigente podrían hacerse presentes. Te invito a sacar tiempo para ti en este viaje importante.

Pero si no puedes sacar el tiempo para cocinar y disfrutar de la comida, debes estar preparada. Echa un vistazo a la carta en línea del restaurante para seleccionar una comida similar a la que no estás preparando. Cocina con antelación, preparando comidas o ingredientes el fin de semana para un lunes ocupado. En caso de duda, elige una comida vegana a base de vegetales, como una ensalada acompañada con vegetales asados y frutos secos, o vegetales salteados en wok (con aceite light) sobre quinua, o, en caso de apuro, crear tu comida a partir de varios acompañamientos de vegetales.

No incluí muchas comidas repetidas en el programa de La revolución de 22 días porque la variedad es una de las alegrías de cocinar y de comer. Pero si encuentras algo que te guste, que sea fácil de preparar, o que le agrade a tu familia, siéntete libre de consumirlo más a menudo. Trata de aumentar las porciones de una receta para la cena, y así tener suficientes sobras para comer al día siguiente. Haz que el programa de La revolución de 22 días funcione para ti. Pero ten cuidado de intercambiar comidas con muchos carbohidratos, incluyendo muchas legumbres o granos como la quinua para la cena, ya que pueden frenar la pérdida de peso.

Recuerda la importancia de los alimentos energéticos, que son la base de las comidas del programa de 22 días. Son algunos de los alimentos más sanos y nutritivos de la tierra y los encontrarás en cada una de las recetas pues están marcados con el siguiente símbolo: ▲

Día tras día, durante los próximos 22 días, inculcaremos lentamente nuevos hábitos positivos para puedas forjar los tuyos propios. Los nuevos hábitos saludables reemplazarán aquellos viejos que te han arrastrado hacia abajo, para que después, sin importar dónde estés —en tu casa, de vacaciones, en fiestas, en restaurantes—, ¡tengas los instintos adecuados para tomar decisiones saludables!

DÍA 1

SIÉNTETE PODEROSO

■

Bienvenido al día uno, el primer día de lo mejor de tu vida. Al levantarte esta mañana, espero que hayas tenido la sensación de que era el comienzo de algo nuevo. Los próximos días van a ser emocionantes y desafiantes, y valdrán la pena el esfuerzo. Las decisiones que tomes, a partir de hoy, tienen el poder de cambiar tu vida entera.

Recuerda, no tienes que estar en gran forma para aprovechar el poder de hacer ejercicio. ¿Sabías que quemas más o menos el mismo número de calorías si caminas o corres una milla? No tienes que ir más rápido. Solo tienes que ponerte en marcha.

Haz del ejercicio tu hábito, yendo a la página 231 para ver los ejercicios que puedes hacer en cualquier lugar. O simplemente sal a la calle y pon a funcionar tu metabolismo. El ejercicio es el complemento perfecto para comer plantas, porque como hemos aprendido, una dieta a base de plantas aumenta la temperatura de tu metabolismo. Acondiciónate de modo que cada vez lo lleves a un nuevo nivel. Y eso es lo que quieres, ¿verdad? Transformar tu cuerpo. Cambiar tu nivel de energía. Forjar los hábitos que te mantienen fuerte.

MENÚ DEL DÍA 1

▶ **Desayuno**

Avena con banano y arándanos

Los bananos son ricas en potasio, por lo que son buenas para tu corazón, y su contenido en esteroles hace que sean buenas para los niveles de colesterol, y la fibra hace que sean buenas para disminuir tu riesgo de enfermedad cardíaca. Además, los bananos son una excelente opción para los atletas de resistencia; están llenas vitaminas y minerales, son fáciles de pelar, y deliciosas de comer. Un estudio de 2012 descubrió que consumir medio banano cada quince minutos les daba a los ciclistas de larga distancia tanta energía como las bebidas deportivas.[38]

INGREDIENTES:

1 taza de leche de almendras (o de otro sustituto de leche no láctea)

½ taza de avena instantánea (la avena en hojuelas tarda un poco más de tiempo para cocinar)

1 banano

½ taza de arándanos azules frescos

1. Mezcla la avena y la leche de almendras en una olla a fuego alto.
2. Revuelve hasta que hierva y alcance la consistencia deseada.
3. Vierte la mezcla en un tazón y acompaña con banano en rodajas y arándanos.

▶ **Almuerzo**

Ensalada de quinua con lentejas

Con alimentos energéticos como la quinua y lentejas en un plato, solo una porción de esta ensalada te dará un montón de proteínas, fibra, ácido fólico y hierro. Una razón más para disfrutar de tu delicioso almuerzo...

receta continúa

---

[38] http://www.whfoods.com/genpage.php?tname=foodspice&dbid=7, accedido el 22 de julio de 2014.

INGREDIENTES:

- 1 taza de quinua
- 1 taza de lentejas
- ½ cdta. de sal marina fina
- 1 cda. de comino
- 1 cda. de cilantro
- 1 zanahoria grande
- 1 pizca de pimienta negra molida
- 1 puñado de espinacas

1. Enjuaga una taza de quinua en un colador fino, escurre y transfiere a una olla mediana.
2. Agrega 2 tazas de agua y una pizca de sal. Hierve y cocina a fuego lento hasta que el agua se absorba y la quinua esté esponjosa (de 15 a 20 min).
3. Enjuaga una taza de lentejas y transfiere a una olla mediana.
4. Agrega 2 tazas de agua, 1 cda. de comino, 1 cda. de cilantro 1 zanahoria grande (picada), una pizca de pimienta negra molida.
5. Hierve y cocina a fuego lento por 20 a 30 minutos. Añade agua si es necesario para asegurarte de que las lentejas estén escasamente cubiertas.
6. Sirve la quinua sobre una cama de espinacas y termina agregando las lentejas.

► Cena

Tacos de nueces crudas

INGREDIENTES PARA LA CARNE DE LOS TACOS:

- 2 tazas de nueces de nogal
- 2 cabezas de lechuga romana
- 1½ cdas. de comino
- 1 cda. de cilantro
- 2 cdas. de vinagre balsámico
- 1 cda. de aminos de coco
- 1 pizca de paprika

1 pizca de ajo en polvo

1 pizca de pimienta negra molida

INGREDIENTES PARA ACOMPAÑAR:

2 aguacates Haas

½ pinta de tomates cherry (1 paquete pequeño)

½ cda. de hojuelas de perejil seco

1 pizca de pimienta negra molida

1 pizca de sal marina

1 lima

1. Lava y escurre bien la lechuga y los tomates en un colador o en una toalla de papel y deja a un lado mientras prepara los otros ingredientes.
2. Combina todos los ingredientes de los tacos en un procesador de alimentos.
3. Pulsa varias veces hasta que se desintegren, asegurándote de no triturar en exceso.
4. Esparce uniformemente la carne de nuez sobre las hojas de lechuga romana en 4 porciones iguales.
5. Corta los tomates en mitades.
6. Corta los aguacates por la mitad y retire la semilla. Pela la piel y corte en trozos pequeños y uniformes.
7. Acompaña la carne de nuez con rodajas de aguacate, tomate, perejil, pimienta molida, sal marina, y jugo de limón.

EJERCICIO

CARDIO: Haz 30 a 45 minutos de cardio de tu elección (ejemplos en el capítulo 14), seguidos por 10 a 15 minutos de estiramiento.

DÍA 2

DECIDE QUE ERES DIGNO DE ESO

■

Los cambios no son fáciles. A medida que empiezas a forjar los hábitos que crearán el estilo de vida saludable que te ayudará a sentirte y a verte mejor, habrá momentos en los que te verás tentado a volver a los hábitos de la semana pasada. Es entonces cuando te invito a recordar que eres digno del trabajo duro. Vales la pena el esfuerzo. Y mereces beneficiarte de los resultados.

Date el mismo respeto, cuidado y consideración que les das a quienes te rodean. Eres una persona preciosa y valiosa. Te mereces lo mejor que la vida puede tener. Así que trátate bien, y aliméntate con los mejores alimentos disponibles.

Cuando te sientes íntegro y cuidado, cuando te nutres a diario, eso se nota. Y no hay nada más gratificante. No hay nada más empoderador. No hay nada más sexy.

MENÚ DEL DÍA 2

▶ **Desayuno**

Jugo verde magro

MEZCLE TODOS LOS INGREDIENTES EN UNA LICUADORA HASTA QUE ESTÉN SUAVES:

- 4 tallos de col rizada
- 1 puñado de espinacas
- 2 manzanas Granny Smith (sin el corazón)
- 1 limón (pelado)
- 2 dátiles sin semilla
- 1 banano congelado

▶ **Almuerzo**

Frijoles españoles con boniato

Este plato es rico, abundante y está lleno de antioxidantes, proteínas y fibra. Los boniatos son originarios de América del Sur y fueron llevados a Europa en el siglo XVI por Cristóbal Colón. ¿Alguna vez has visto una gloria de la mañana, con sus brillantes flores de color púrpura en forma de trompeta? Los boniatos son un miembro de la familia de esta planta[39], y así como la flor viene en muchos tonos, lo mismo sucede con los boniatos. Pueden ser de color amarillo, naranja, naranja oscuro, blanco y morado. En todos los casos son dulces, sustanciosos, y una deliciosa base para recetas como mis frijoles españoles con boniato...

INGREDIENTES:

- 1 boniato
- 1 taza de frijoles negros
- ½ cebolla pequeña, picada
- 1 diente de ajo, picado

receta continúa

---

[39] Harold McGee, *On Food and Cooking*, 304.

1 pizca de sal

½ cdta. de orégano

1 cdta. de comino

1½ cdas. de vinagre balsámico

1 pizca de pimienta negra molida

1. Remoja los frijoles desde la noche anterior. Escurre, enjuaga y desecha el agua.

2. Coloca los frijoles en una olla mediana con 4 tazas de agua, la cebolla, el ajo, el orégano, el comino, y hierva; luego cocina a fuego lento por 45 minutos.

3. Cuando los frijoles estén tiernos, añade el vinagre, la sal y la pimienta molida.

4. Precalienta el horno a 450°F.

5. Lava el boniato bajo agua corriente y seca.

6. Haz unos cuantos agujeros alrededor del boniato y coloca en una hoja de papel pergamino.

7. Hornea el boniato por 30 minutos; dale vuelta y hornea por otros 20.

8. Retira el boniato del horno y corta por la mitad cuando se haya enfriado un poco.

9. Cubre con frijoles negros y decora con tomate y aguacate.

► **Cena**

Ensalada de alcachofa, tomate y aguacate

Los aguacates cremosos, los tomates frescos, y la salmuera salada de las alcachofas hacen que esta ensalada sea equilibrada y satisfactoria. La palabra tomate proviene de la palabra azteca para "fruta regordeta": tomatl. Y de hecho, los tomates son una fruta, a pesar de que son ampliamente tratados como un vegetal. Son originarios de América del Sur y fueron domesticados en México; tardó un tiempo para que fueran aceptados en Europa[40], pero una vez que lo hicieron, la comida nunca más fue la misma. Y son saludables también, porque los salicilatos que se encuentran en los tomates te protegen contra enfermedades como las del

---

[40] Harold McGee, *On Food and Cooking*, 329.

corazón y el cáncer.[41] *Y el aderezo con sabor a limón añade beneficios saludables, así como una nota vibrante. El limón es una fruta versátil que se utiliza para tratar el escorbuto, el resfriado, la gripe, los cálculos renales, así como problemas de digestión, dolor e hinchazón. Los investigadores creen que los antioxidantes que contienen los limones, llamados bioflavonoides, son los que hacen que esta fruta sea tan buena para nosotros.*[42] *Los limones (y las limas) también contienen limonoides, que pueden combatir cánceres en la boca, la piel, los pulmones, las mamas y el colon.*[43]

INGREDIENTES:

> 1 caja de tomates uva
>
> 1 aguacate Haas
>
> 1 lata de corazones de alcachofa sin BPA
>
> 1 limón
>
> 2 cdas. de aceitunas Kalamata
>
> 1 pizca de paprika.

1. Parte los tomates en cuatro en un tazón, la alcachofa en rodajas, pela el aguacate y corta en trozos del mismo tamaño.
2. Añade las aceitunas y el jugo de limón y mezcla suavemente.
3. Coloca en un tazón para servir y rocía con paprika.

EJERCICIO:

■ **ENTRENAMIENTO DE RESISTENCIA:** completa los ejercicios descritos en el Capítulo 14.

---

[41] Ibid, McGee, 256.

[42] http://www.webmd.com/vitamins-supplements/ingredientmono-545-LEMON.aspx?act iveIngredientId=545&activeIngredientName=LEMON, accedido el 23 de julio de 2014.

[43] http://www.whfoods.com/genpage.php?tname=foodspice&dbid=27, accedido el 23 de julio de 2014.

DÍA 3

COMPROMÉTETE A TRES COMIDAS AL DÍA

■

Hola, día tres. Espero que la adrenalina de darte a ti mismo un acondicionamiento y una nutrición increíbles esta semana te haya ayudado a despertarte con bríos. Evita el escollo común en la dieta de reemplazar las comidas por refrigerios, o de picar inconscientemente en pequeñas cantidades, y comprométete a tres comidas al día. Cuando comes un refrigerio, es casi imposible saber realmente lo que has consumido.

He hablado con muchas personas que no pueden entender por qué no están perdiendo peso. Me dicen cosas como: "Por lo general consumo una clara de huevo al desayuno y una ensalada al almuerzo. Nueve de cada diez veces me salto la cena". ¿Cómo es posible eso? Es posible porque comen todo el día y no se acuerdan. Las únicas comidas en las que están centrando su atención consciente son las "bajas en calorías". Cuando las consumen, pasan el resto de sus días picando aquí y allá y nunca hacen un recuento, porque se trata "solo de una".

Al igual que con cualquier nueva forma de comer, hay una curva de aprendizaje, así que sé amable contigo mientras te adaptas a comer solo tres comidas al día, y un refrigerio si de verdad tienes hambre.

¿Quieres tener éxito hoy y cada día que sigue? Planea con anticipación para comer tres comidas al día.

MENÚ DEL DÍA 3

▶ **Desayuno**

Pudín de semillas de chía (¡2 porciones, así que guarda una para mañana!)

INGREDIENTES:

> ½ taza de semillas de chía
>
> 2 tazas de leche de almendras
>
> 1 cdta. de canela molida
>
> 1 cdta. de extracto de vainilla de Madagascar
>
> 1 cda. de jarabe de arce

1. Combina todos los ingredientes en una licuadora y mezcla por 1 minuto.
2. Coloca la mezcla en un frasco(s) de vidrio con tapa y refrigera desde la noche anterior.
3. Revuelve bien y sirve en un tazón a la hora de comer.
4. Agrega frutas y/o semillas/frutos secos.

▶ **Almuerzo**

Sopa de lentejas con aguacate y tomate

No tiene que ser una tarde fría para disfrutar de un plato caliente de esta abundante sopa de lentejas... ¡y te sorprenderás cuando veas lo buena que es con una guarnición de aguacate!

INGREDIENTES PARA LA SOPA:

1½ tazas de lentejas verdes secas

6 tazas de agua

1 cda. de aceite de cártamo (o aceite de canola) para altas temperaturas

½ cebolla, finamente picada

¼ de cda. de ajo, picado

½ cda. de comino

receta continúa

½ cda. de cilantro

¼ de cda. de cúrcuma

½ cda. de sal marina

1 pizca de pimienta de cayena

INGREDIENTES PARA ACOMPAÑAR:

2 aguacates Haas, picados

3 tomates cortados en cubitos

jugo de ½ limón

½ cda. de perejil, picado

1 pizca de sal marina

1. Mezcla todos los ingredientes en un tazón y deja a un lado mientras preparas la sopa de lentejas.
2. Tamiza las lentejas, enjuaga muy bien en un colador, y asegúrate de eliminar las piedras pequeñas que pudieras encontrar.
3. Calienta el aceite de cártamo a fuego medio en una cacerola. Agrega la cebolla, el ajo y 1 pizca de sal, asegurándote de revolver de vez en cuando hasta que la cebolla esté transparente.
4. Agrega los ingredientes restantes a la sopa y hierve.
5. Reduce a fuego lento, tapa y cocina por 45 minutos aprox.
6. Revuelve de vez en cuando para evitar que la sopa se queme o se pegue a la olla.
7. Sirve y agrega los ingredientes del acompañamiento cuando las lentejas estén suaves, tiernas y tengan la consistencia deseada.

(4 porciones aprox.)

▶ **Cena**

Ensalada de coliflor

La coliflor asada y sustanciosa, acompañada con piñones y uvas, hace de esta una ensalada inesperada, y un nuevo favorito inesperado. Las uvas están llenas de fitonutrientes, y se han realizado investigaciones sobre los beneficios de esta fruta para la salud cardiovascular, el sistema inmune, y la regulación del azúcar en la sangre, entre otros.[44]

[44] http://www.whfoods.com/genpage.php?tname=foodspice&dbid=40, accedido el 24 de julio de 2014.

INGREDIENTES:

1 coliflor mediana

el jugo de 1 limón

1 pizca de sal

1 pizca de pimienta

2 cdas. de piñones

½ taza de uvas (cortadas por la mitad)

1. Calienta el horno a 300°F.

2. Mezcla la coliflor con todos los ingredientes en un tazón.

3. Coloca sobre papel pergamino y hornea de 15 a 30 minutos.

EJERCICIO:

CARDIO: Haz 30 a 45 minutos de cardio de tu elección (ejemplos descritos en el Capítulo 14), seguido por 10 a 15 minutos de estiramiento.

DÍA 4

DALE A TU COMIDA LA ATENCIÓN QUE MERECE

■

Ahora que has tenido varios días para acostumbrarte a comer plantas, te invito a examinar más de cerca tu manera de comer. ¿Cuáles son tus hábitos alimenticios? ¿Comes de pie en el mostrador, con una mano en el refrigerador y la otra en la boca? ¿Comes mientras lees o ves televisión? ¿Comes mientras hablas por teléfono? ¿Mientras caminas por la calle? ¿En tu auto?

Hoy, me gustaría que le dieras a tu comida la atención que merece. Has trabajado duro para preparar estos alimentos, así que saca un tiempo para disfrutarlos realmente. Date espacio para comenzar a descubrir y apreciar la sensación de estar satisfecha después de una comida en lugar de reventar.

Hoy, y cada día que sigue, mira lo que puedes hacer para entrar en el momento de comer. Siéntate cuando comas. Hazlo en una mesa. Usa un plato real y una servilleta real. Pon música tranquila. Encuentra un lugar tranquilo y fresco para sentarte y relajarte, o busca un grupo de amigos ruidosos y siéntate con ellos.

La forma de comer de La revolución de 22 días no consiste en negarte a ti mismo el placer de comer, sino en cultivar ese placer para que tu comida te haga sentir bien durante y después de tus comidas.

MENÚ DEL DÍA 4

▶ **Desayuno**

Pudín de semillas de chía

¡Disfruta la segunda porción de ayer!

▶ **Almuerzo**

Pizza con masa delgada

¡La pizza está en el menú en el programa de La revolución de 22 días! Satisfarás cualquier antojo de pizza mientras te mantienes en tu camino a un ser nuevo y más saludable. Hazla el fin de semana o la noche anterior para un maravilloso almuerzo en tu trabajo.

INGREDIENTES PARA LA MASA:
¾ de taza de harina de arroz integral
½ taza de harina de tapioca
⅓ de taza de agua
1 cda. de aceite de oliva
½ cda. de sal marina

INGREDIENTES PARA ACOMPAÑAR:
2 tomates maduros y medianos
½ aguacate Haas
2 hojas frescas de albahaca, picadas (o 1 cdta. de hojuelas secas de albahaca)
pimienta negra molida, al gusto

INGREDIENTES PARA EL QUESO MOZZARELLA VEGANO:
▲ ½ taza de anacardos crudos, remojados
1 taza de agua
1 cda. de harina de tapioca
1 cdta. de jugo de limón
1 cdta. de vinagre de sidra de manzana
½ cdta. de sal marina, o al gusto

receta continúa

1. Para preparar el queso, vierte todos los ingredientes en una licuadora y mezcla a alta velocidad hasta que la mezcla esté cremosa. Cocina el queso a fuego medio-alto en una cacerola, revolviendo con frecuencia. Reduce el fuego y sigue revolviendo para evitar que se queme. Cuando la consistencia haya espesado (semejante a la del queso fundido), retira del fuego y deja enfriar. Deja a un lado mientras prepara otros ingredientes. Las sobras se pueden guardar de 5 a 7 días en el refrigerador.

2. Precalienta el horno a 350°F. Engrasa ligeramente y espolvorea una bandeja para hornear o para pizza con harina de arroz integral.

3. Combina las harinas con la sal y mezcla en un tazón.

4. Haz un agujero en el centro, añade el agua y el aceite y mezcla con una cuchara. Si es necesario, añade de a 1 cda. de agua hasta alcanzar la consistencia deseada.

5. Coloca la masa en una bandeja para hornear o para pizza y utiliza las manos para darle forma y presionar hacia abajo en la forma deseada (cuadrada/rectangular). Alisa con los dedos mojados y pre-hornea por 20 a 25 minutos aprox.

6. Lava y corta cada tomate en 3 rodajas gruesas.

7. Retira la masa del horno y cúbrela con las 6 rebanadas de tomate, las rodajas de aguacate, el queso (o el queso de soya de su elección), y la albahaca.

8. Hornea por otros 15 a 20 minutos hasta que esté ligeramente crujiente.

9. Retira del horno, cubre con una pizca de pimienta, corta en 6 rebanadas cuadradas, ¡y sirve (para 2 porciones)!

► **Cena**

Ensalada de calabacín, zanahoria y pepino crudo

Un mordisco y estarás de acuerdo en que el calabacín y el pepino van de la mano. Las zanahorias le dan un matiz precioso, y simplemente no puedo tener suficiente de este aderezo de tahini...Y el tahini es una buena fuente de calcio.

INGREDIENTES:

> 1 calabacín
>
> 1 zanahoria
>
> 1 pepino
>
> 1 cda. de tahini
>
> 3 cdas. de jugo de limón
>
> 1 pizca de sal marina
>
> 1 pizca de semillas de ajonjolí

1. Corta el calabacín, la zanahoria y el pepino en espiral.

2. Añade el tahini, el jugo de limón y la sal marina.

3. Mezcla los vegetales cortados con el aderezo en un tazón.

4. Sirve y cubre con semillas de ajonjolí.

EJERCICIO:

■ **ENTRENAMIENTO DE RESISTENCIA:** completa los ejercicios descritos en el Capítulo 14.

DÍA 5

REDESCUBRE LO QUE SIGNIFICA SENTIRSE SATISFECHO

■

Si vas a tener éxito en tu revolución, si los alimentos que estás comiendo ahora son muy diferentes de los que comías antes, habrá un período de ajuste en el que te acostumbrarás a lo que se siente al *no* estar demasiado lleno. Se puede sentir como hambre, pero si has comido la porción correcta de alimentos sanos, lo que estás sintiendo no es realmente hambre. Es la sensación de satisfacción.

¡La restricción es una parte intrínseca del disfrute!

¿Con qué frecuencia terminas una comida con tus intestinos llenos a reventar, tus pantalones demasiado apretados en la cintura, deseando poder hacer una siesta? Esa sensación de llenura es lo que hace que las personas ganen peso. Lo que estás buscando aquí es una sensación de comer sólo lo suficiente.

MENÚ DEL DÍA 5

▶ **Desayuno**

Papilla de quinua

Es un desayuno que te satisface y te da la energía para seguir con tu día, exactamente lo que quieres de un desayuno. Sé creativa y acompaña con diferentes combinaciones de frutas frescas, semillas y frutos secos.

INGREDIENTES:

- ▲ 1 taza de quinua
  2 tazas de leche de almendras
  ¼ de cdta. de vainilla de Madagascar
  1 pizca de canela
- ▲ 1 cda. de linaza molida
  1 cdta. de jarabe de arce

1. Vierte la quinua, la leche de almendras, la canela y la vainilla en una olla.
2. Hierve y reduce a fuego lento.
3. Cuando la quinua esté esponjosa, retira de la olla, cubra con la linaza molida, y rocía con el jarabe de arce.

▶ **Almuerzo**

Rollo de sushi vegano

Es un verdadero placer cuando Marilyn trae a casa hojas de nori y extiende la estera de bambú. ¡Convertir tu cocina en una colorida barra de sushi es aún más divertido que ir a cenar! (¿Te parece demasiado difícil? En realidad, no lo es. Visita tu restaurante de sushi, siéntate en el bar y pide un rollo vegetariano. Cuando lo veas hacer, te darás cuenta de lo fácil que es prepararlo, y tal vez te sientas animada a intentarlo).

receta continúa

Este rollo se puede hacer con cualquiera de tus alimentos favoritos. Siéntete libre de sustituir cualquiera de los vegetales y agregar los tuyos. Otro rollo de sushi vegetariano que también es delicioso lleva arroz, aguacate, rodajas de jícama, espinacas y zanahoria. Espolvorea con semillas de ajonjolí, luego corta el rollo en 6 a 8 porciones y cubre cada una con una cucharadita de puré de garbanzos y un anacardo entero y salado. ¡La explosión de sabor en cada bocado es tan deliciosa que ni siquiera necesitarás la salsa de soya!

INGREDIENTES:

1 taza de arroz integral de grano corto, cocinado

½ aguacate Haas, cortado en dos rebanadas

3 cdas. de brócoli crudo, triturado en el procesador de alimentos

2 cdas. de coliflor cruda, triturada en el procesador de alimentos

2 cdas. de anacardos triturados

1 cda. de mayonesa de canola light

semillas de ajonjolí para espolvorear

1 hoja de nori

estera de bambú para sushi

1. Cubre la estera de bambú con una envoltura de plástico.
2. Coloca el nori con el lado rugoso hacia arriba.
3. Moja tus manos y coloca el arroz en el centro del nori. Distribuye uniformemente el arroz con los dedos mientras presionas suavemente.
4. Dale vuelta al nori y coloca las rodajas de aguacate en la mitad del nori, así como el brócoli, la coliflor, la mayonesa y los anacardos.
5. Comienza a enrollar la estera, manteniéndola apretada hacia adelante con cada movimiento, incluyendo los lados.
6. ¡Espolvorea las semillas de ajonjolí, corta el rollo en 6 a 8 porciones con un cuchillo húmedo y disfruta!

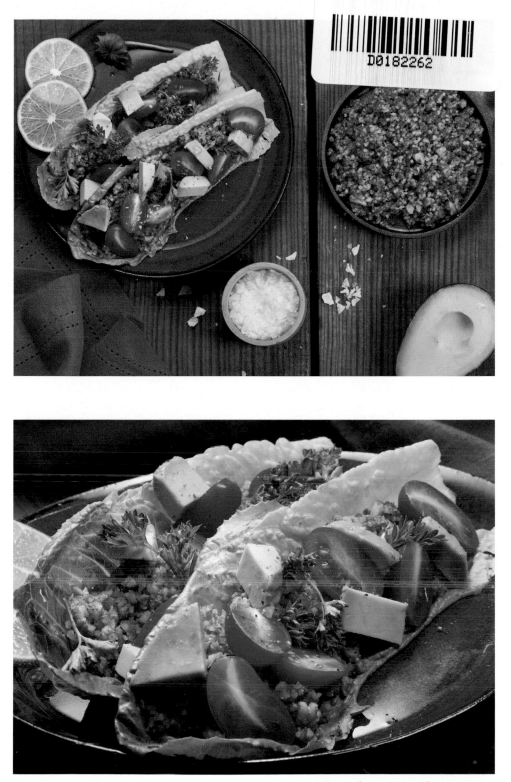

Tacos de nueces crudas, página 122

D0182262

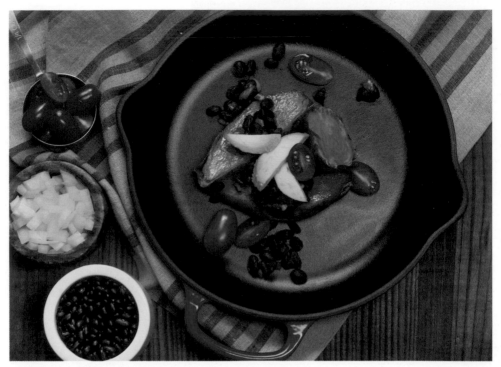

Frijoles españoles con boniato, página 125

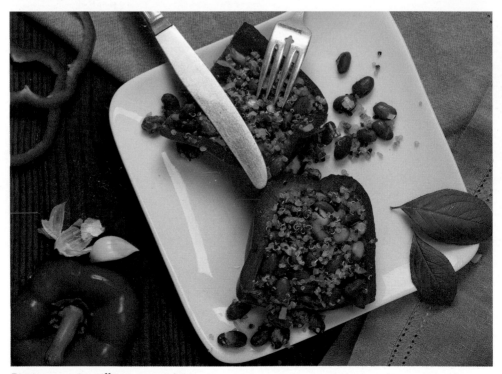

Pimientos rojos rellenos con quinua, página 182

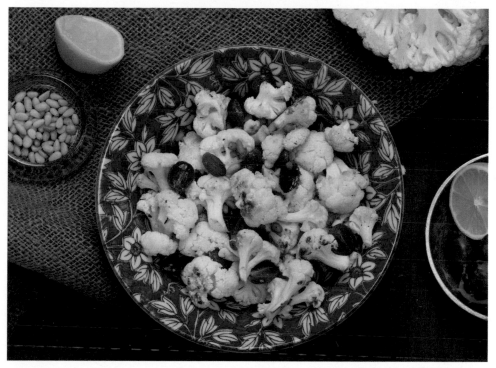

Ensalada de coliflor, página 130

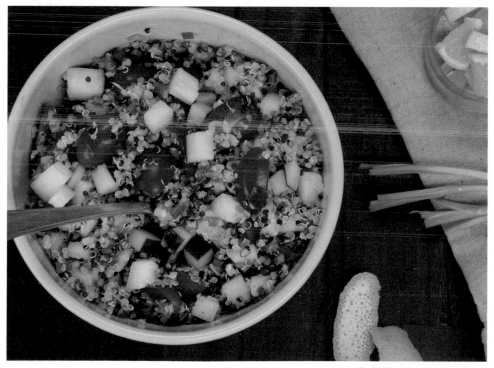

Tabulé de quinua, página 177

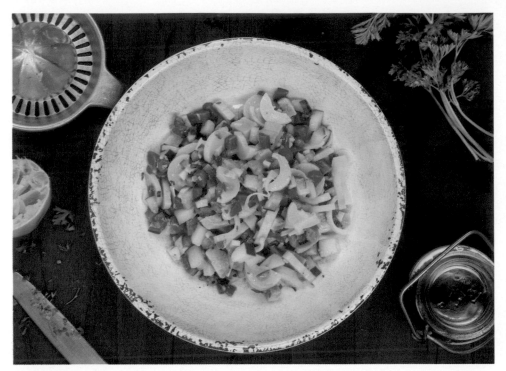

Ceviche, página 190

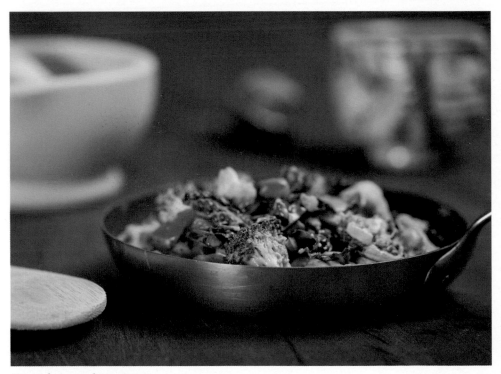

Curry de vegetales, página 142

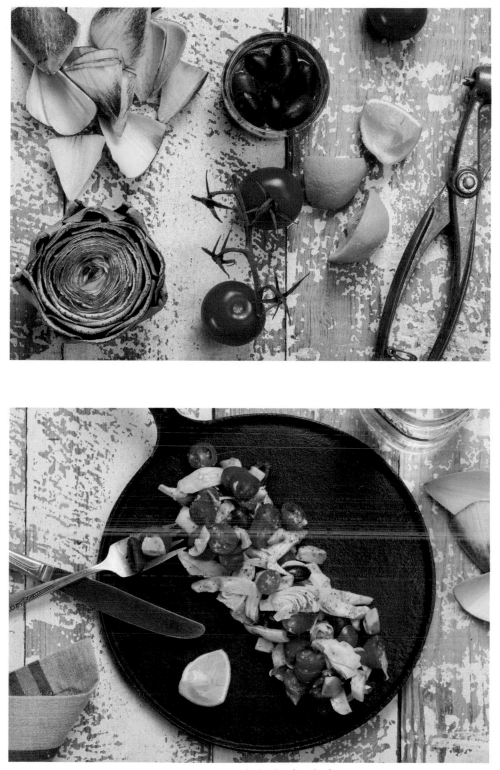

Ensalada de alcachofa, tomate y aguacate, página 126

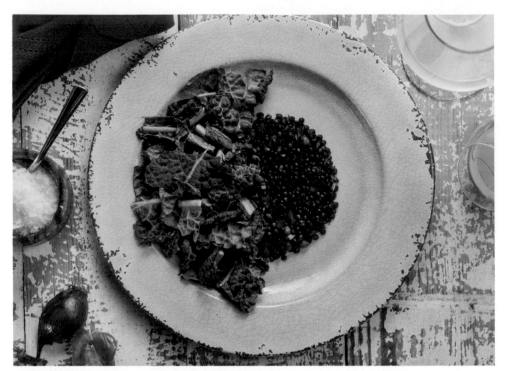

Ensalada de lentejas beluga, página 143

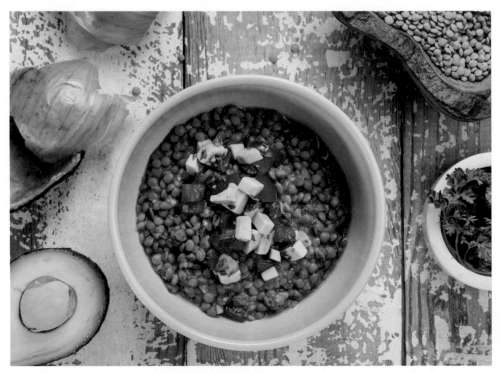

Sopa de lentejas con aguacate y tomate, página 129

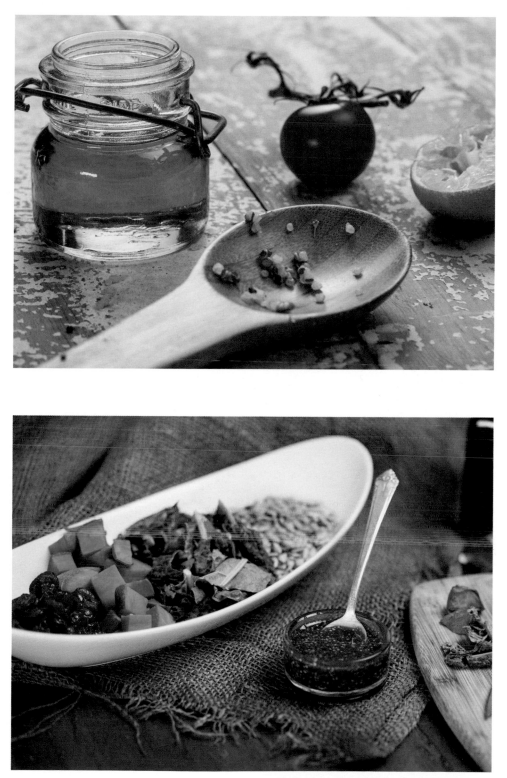

Ensalada de col rizada con boniato, página 168

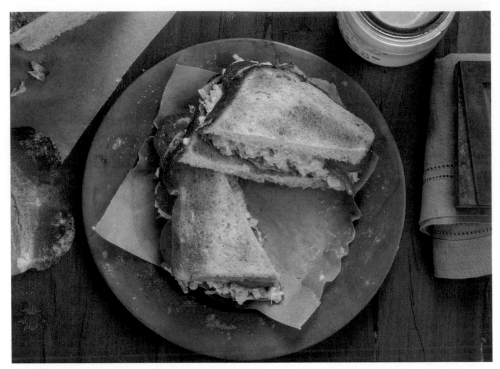

Sándwich de garbanzo, página 146

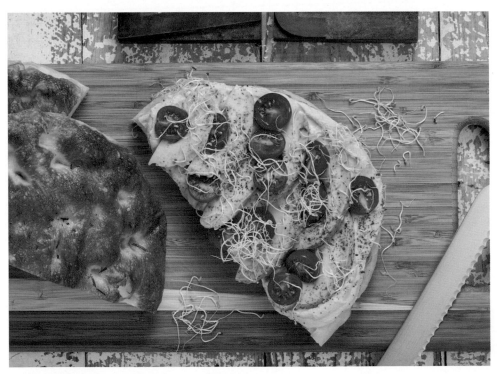

Tartine de hummus con brotes, página 194

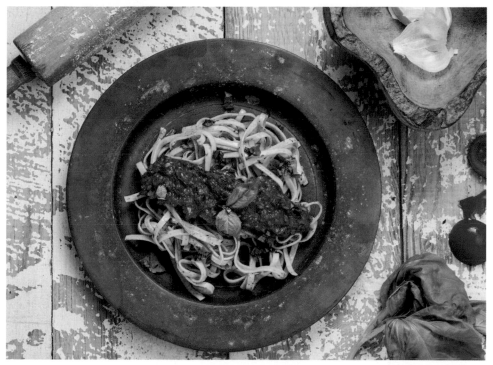

Linguine sin gluten con tomate y albahaca, página 153

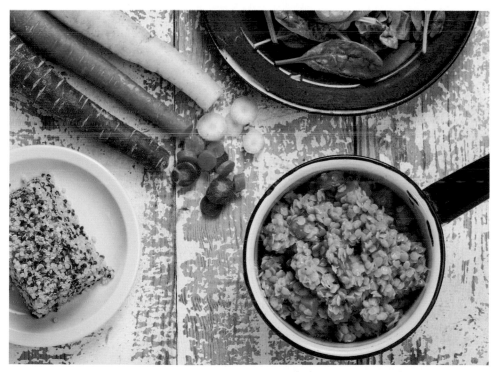

Ensalada de quinua con lentejas, página 121

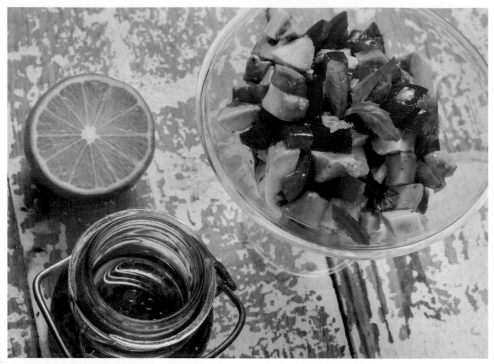

Ensalada de tomate y aguacate, página 159

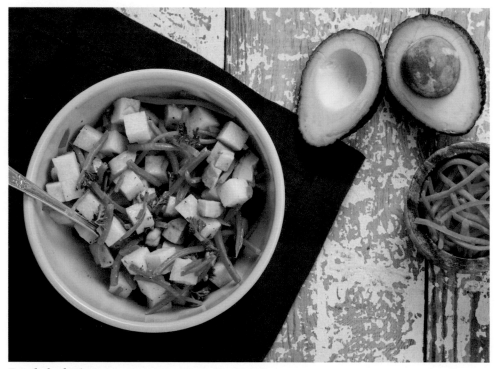

Ensalada de jícama y aguacate, página 147

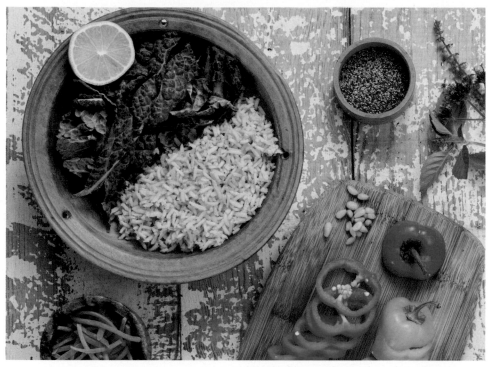

Tazón de arroz integral y col rizada, página 158

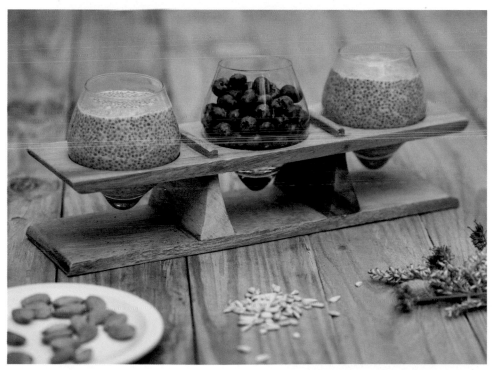

Pudín de semillas de chía, página 129

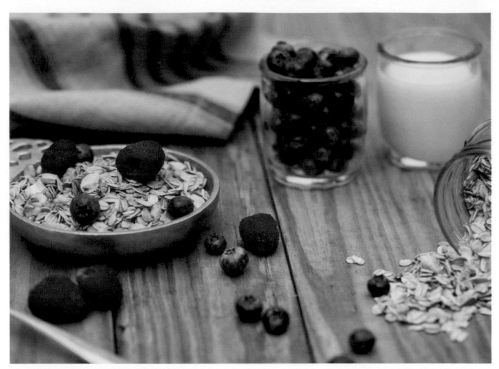

Granola casera con bayas, página 158

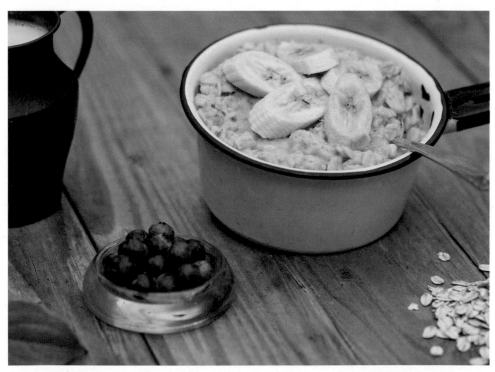

Avena con banano y arándanos, página 121

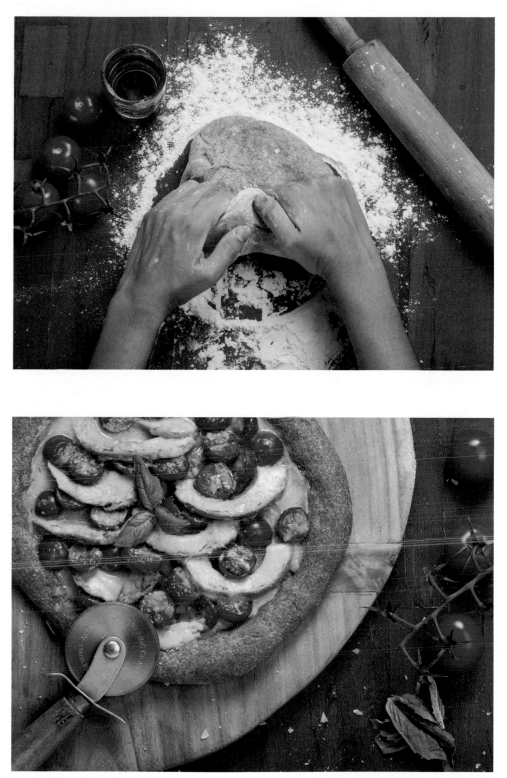

Pizza con masa delgada, página 133

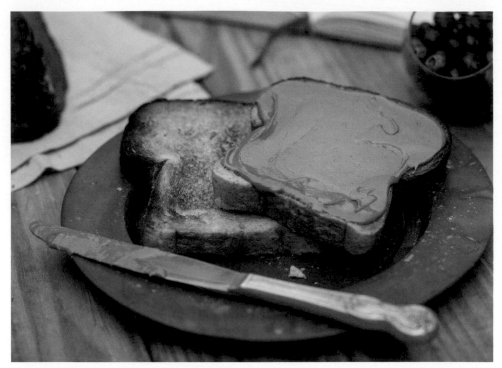

Tostadas con mantequilla de nuez y arándanos, página 146

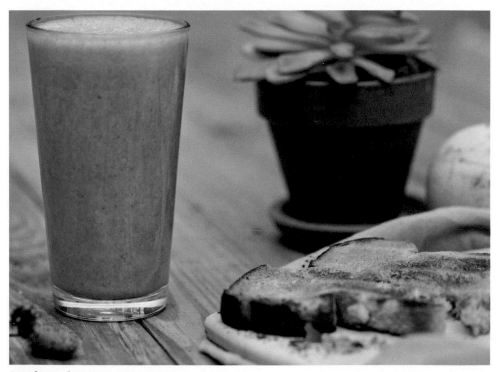

Batido verde magro, página 259

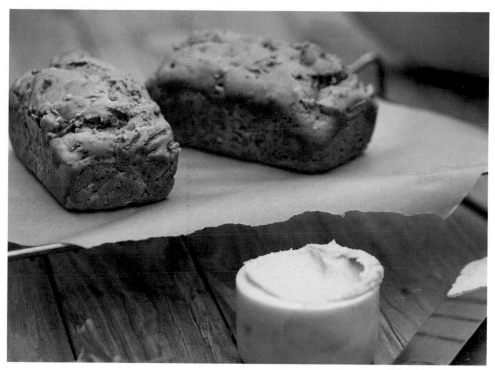

Pan de zanahoria con glaseado, página 278

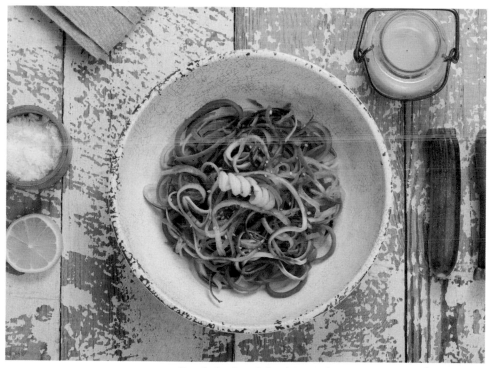

Ensalada de calabacín, zanahoria y pepino crudo, página 135

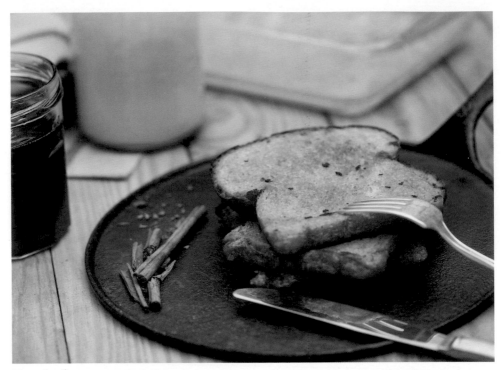

Tostadas francesas, página 167

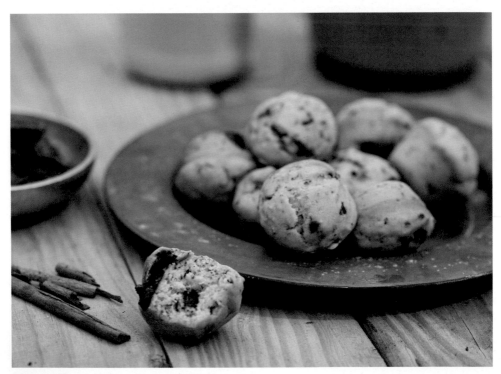

Mini muffins con chips de chocolate, página 283

► **Cena**

Berenjena al horno con pico de gallo

Si te gusta la berenjena, te encantará este plato. La berenjena asada es la base perfecta para el pico de gallo cremoso y especiado... Me está dando hambre pensar en esto. Su sabor se debe al hecho de asar la berenjena, y de añadirle hierbas, cebolla, ajo... su delicioso sabor y beneficios para la salud son increíbles. El perejil contiene componentes volátiles de aceite como miristicina, limoneno, eugenol y alfa-Thujene. Se ha demostrado que la miristicina inhibe el crecimiento de tumores en estudios con animales. Los aceites volátiles del perejil lo convierten en un alimento "quimioprotector" que puede ayudar a protegernos de algunas formas de carcinógenos, como el humo del cigarrillo.[45] Mientras tanto, las cebollas ayudan a ralentizar la eliminación del calcio de los huesos. La berenjena es una gran fuente de compuestos fenólicos, que funcionan como antioxidantes en tu cuerpo. También es buena para tu corazón y te protege contra los radicales libres, y es lo más delicioso que puedas probar cuando prepares la Berenjena al horno con pico de gallo de mi esposa Marilyn (disponible aquí, así como en mi casa, cuando tengo suerte).[46]

INGREDIENTES PARA LA BERENJENA:

1 berenjena grande

4 cdas. de aceite de oliva (para recubrir la berenjena)

sal marina, al gusto

INGREDIENTES PARA EL PICO DE GALLO:

1 aguacate Haas, en cuartos, sin semilla, pelado y picado

2 tomates medianos, cortados en cubitos

1 cebolla pequeña, picada

½ jalapeño, sin semillas y picado

el jugo de 2 limas

receta continúa

---

[45] http://www.whfoods.com/genpage.php?tname=foodspice&dbid=100, accedido el 24 de julio de 2014.

[46] http://www.whfoods.com/genpage.php?dbid=22&tname=foodspice, accedido el 24 de julio de 2014.

1 diente de ajo picado

¼ de taza de perejil picado (también puede utilizar cilantro)

pimienta negra molida, al gusto

sal marina, al gusto

1. Precalienta el horno a 450°F.
2. Lava y retira la piel de la berenjena, luego corta en rodajas de media pulgada.
3. Unta ligeramente cada rebanada con aceite de oliva por ambos lados y espolvorea con sal marina.
4. Coloca en una bandeja para hornear forrada en el horno por 8 a 10 minutos aprox. por cada lado.
5. Prepara el pico de gallo añadiendo todos los ingredientes en un tazón y mezcle con suavidad.
6. Sirve la berenjena cuando esté cocinada, cubre cada rodaja con pico de gallo y disfruta.

EJERCICIO:

■ **CARDIO:** Haz de 30 a 45 minutos de cardio de tu elección (ejemplos descritos en el Capítulo 14), seguido por 10 a 15 minutos de estiramiento.

PONTE EN SITUACIONES EN LAS QUE PUEDAS TENER ÉXITO

Si eres como la mayoría de las personas, hay algunas situaciones que desencadenan tus deseos. ¿Quién no quiere dulces en la tienda de dulces, galletas en la panadería, helados en la tienda de helados? A veces, el momento más fácil para decir "no" es antes de cruzar la puerta.

¿Cuál es tu talón de Aquiles? ¿De dónde viene la bandera de tu fuerza de voluntad? ¿Cuándo te resulta muy difícil permanecer fuerte?

Saber lo que nos pone a prueba es el primer paso para estar preparados para el reto. Así que si te encuentras en una situación que ponga a prueba tu fuerza de voluntad, analízala y prepárate para la próxima, porque la siguiente situación está llegando, y lo está haciendo con rapidez. Si no te sientes cómodo aún con decir "no", tienes que tener cuidado. ¡Mantente alejado de la tienda de donas! No te pongas en una posición para ser tentado. No permitas que las decisiones de otras personas dicten cómo será tu día.

Utiliza tu conciencia. Ponte en situaciones en las que puedas tener éxito.

MENÚ DEL DÍA 6

▶ Desayuno

Jugo magro de col rizada

La col rizada es una fuente fabulosa de vitaminas antioxidantes A y C, y las manzanas pueden reducir los factores de riesgo de enfermedades del corazón, bajar el colesterol, ayudar a regular el azúcar en la sangre y controlar el apetito.[47]

MEZCLA TODOS LOS INGREDIENTES EN UNA LICUADORA
HASTA QUE ESTÉN SUAVES:

- 4 tallos de col rizada
- 1 pepino
- 1 manzana Granny Smith (sin el corazón)
- 1 taza de uvas verdes

▶ Almuerzo

Curry de vegetales

Cada bocado de este curry es tan bueno para ti como en términos generales, exactamente lo que te mereces en cada comida. El brócoli es un alimento energético. Es una gran fuente de proteínas, fibra dietética, calcio, hierro, vitamina C, ácido fólico, potasio, y más…[48] *La coliflor también te da mucho potasio, fibra y ácido fólico, que necesitas para mantenerte saludable, además de un compuesto llamado isotiocianato que es útil para la prevención de enfermedades.*[49] *El jengibre fresco, los vegetales, la leche de coco: este curry es sustancioso, aromático, y repleto de beneficios para la salud.*

---

[47] http://www.webmd.com/heart/news/20110412/la manzana es buena para el corazón, accedido el 22 de julio de 2014.

[48] http://nutritiondata.self.com/facts/vegetales y productos vegetales-/2356/2#ixzz38CMbVECx, accedido el 22 de julio de 2014.

[49] http://www.webmd.com/diet/features/la coliflor es buena para la salud, accedido el 22 de julio de 2014.

INGREDIENTES:

4 tazas de vegetales mixtos (utiliza cualquier mezcla de vegetales de su elección, o prueba mi combinación sugerida que aparece abajo)

1 taza de brócoli

1 taza de col rizada

1 taza de pimientos

½ taza de coliflor

½ taza de espinaca

1 cebolla, finamente picada

2 dientes de ajo, picados

1 cda. de jengibre fresco, rallado

2 cdtas. de curry

1 pizca de sal

1 lata de leche de coco

1. Saltea las cebollas, el ajo y el jengibre en una sartén grande y a fuego medio en una cucharada de aceite de canola del tamaño de una moneda de diez centavos por 2 minutos.
2. Añade los demás ingredientes y cocina a fuego lento hasta que la salsa espese y los vegetales estén tiernos.

▶ **Cena**

Ensalada de lentejas beluga

Las belugas, negras y diminutas, son una hermosa manera de explorar la variedad. Y en esta ensalada, el tono oscuro de las lentejas te da antocianinas adicionales y resalta realmente con el verde y el rojo de la ensalada.

INGREDIENTES:

1 taza de lentejas beluga

1 chalote

1 cda. de jugo de limón

1 cdta. de vinagre de sidra de manzana

1 cdta. de sal marina

receta continúa

½ cda. de cilantro

½ cda. de comino

1 cda. de alcaparras

2 cdas. de pimiento rojo, cortado en cubitos

1 puñado de hojas verdes frescas

1. Enjuaga las lentejas y colócalas en una olla con 2 tazas de agua, la sal marina, el cilantro y el comino. Hierve y cocina a fuego lento hasta que estén blandas (de 15 a 20 min.).
2. Mezcla las lentejas con el limón, las alcaparras, la cebolla y el pimiento en un tazón.
3. Coloca las lentejas sobre una cama de vegetales verdes y rocía con el jugo de limón y vinagre.

EJERCICIO:

■ **ENTRENAMIENTO DE RESISTENCIA:** completa los ejercicios descritos en el Capítulo 14.

DÍA 7

SACA TIEMPO PARA TI

■

No puedes cuidar a tus familiares y amigos y tener el mejor desempeño en el trabajo si no te cuidas a ti mismo. El estrés juega un papel importante en nuestra salud en general y, sobre todo, en nuestra capacidad para bajar de peso y mantener un estilo de vida saludable. Sacar tiempo para ti y relajarte en cualquier forma que te guste es esencial para una vida sana y equilibrada.

Programa tu tiempo libre como lo harías con una cita con el dentista o una conferencia telefónica. Asúmelo como cualquier otra cita y encontrarás personas en tu vida que te apoyarán a sacar ese tiempo para ti.

MENÚ DEL DÍA 7

▶ **Desayuno**

Tostadas con mantequilla de nuez y arándanos

¡Apenas dos minutos para hacerlo! Si no tienes dos minutos para la comida más importante del día, entonces es posible que quieras volver a examinar la forma en que empiezas tu día. Un desayuno saludable y consistente te dejará lista para comenzar tu día. Los arándanos azules están llenos de antocianinas, que proporcionan una buena salud y les dan su profundo color púrpura. También son una gran fuente de vitamina C, ofreciendo casi una cuarta parte de tu requerimiento diario en una sola porción. La vitamina C estimula el sistema inmunológico, y también ayuda a mantener tus encías saludables. Si estás buscando fibra, manganeso y antioxidantes, come una taza de arándanos, y siéntete bien acerca de tu mañana.[50]

INGREDIENTES:

> 2 rebanadas de pan vegano y sin gluten
> 2 cdas. de mantequilla de almendras o de girasol
> 1 banano
> 1 taza de arándanos

1. Esparce la mantequilla de almendras o de girasol en el pan tostado.

2. Cubre con rodajas de banano y arándanos

▶ **Almuerzo**

Sándwich de garbanzo

Los garbanzos son buenos para la digestión, para controlar el azúcar en la sangre, y para obtener un montón de proteína y fibra; también son una

---

[50] http://www.blueberrycouncil.org/healthy-living/arándanos azules-nutrición/, accedido el 22 de julio de 2014.

alternativa sabrosa para tu almuerzo. Hay una razón por la que los garbanzos son tan populares en tantas cocinas de todo el mundo; solo un bocado de esta pasta de garbanzo debería demostrar por qué.

INGREDIENTES:

- 2 rebanadas de pan vegano sin gluten
- 1 lata de garbanzos sin BPA
- ¼ de taza de apio (picado)
- ¼ de taza de zanahoria (rallada)
- 2 cdas. de mayonesa de canola
- 1 cda. de mostaza de grano entero
- 1 cabeza de lechuga romana
- 1 tomate pequeño
- 1 pizca de pimienta molida

1. Vierte los garbanzos, la mayonesa y la mostaza en un procesador de alimentos. Pulsa un par de veces hasta mezclar bien, evitando que quede demasiado suave.
2. Transfiere a un tazón y mezcla con el apio y las zanahorias.
3. Coloca la lechuga sobre el pan tostado y añade la pasta de garbanzos.
4. Agrega el tomate y termina con una pizca de pimienta.

▶ **Cena**

Ensalada de jícama y aguacate

La jícama crujiente y fresca; el aguacate cremoso y delicioso... este es uno de mis favoritos, y lo comemos todo el tiempo en mi casa. La jícama es ligera y crujiente, y una taza contiene casi 6 gramos de fibra dietética, alrededor de un cuarto de tu dosis diaria; esta es una buena noticia, ya que el consumo de fibra puede mantenerte "regular" y protegerte de la hipertensión, las enfermedades del corazón, el derrame cerebral, y la obesidad.

receta continúa

INGREDIENTES:

2 tazas de jícama, pelada y cortada en cubos

1 aguacate Haas

1 zanahoria (o ½ taza de zanahoria rallada)

⅓ de taza de perejil crespo, fresco y finamente picado

1 cda. de aceite de oliva extra virgen

el jugo de 1 lima

sal marina al gusto

pimienta negra molida al gusto

1. Lava bien la jícama, la zanahoria y el perejil, y deja secar en un colador.
2. Pela o lava la zanahoria, retira los extremos y pela con un pelador de vegetales.
3. Pela y corta la jícama y el aguacate en dados.
4. Pica el perejil.
5. Mezcla los ingredientes en un tazón con aceite de oliva, limón, sal marina, pimienta y sirve.

EJERCICIO:

■ **CARDIO:** haz 30 a 45 minutos de cardio de tu elección (ejemplos descritos en el Capítulo 14), seguido por 10 a 15 minutos de estiramiento.

10

SEMANA 2:
CREAR CONSISTENCIA

BIENVENIDO A LA SEMANA DOS. Has estado comiendo plantas durante una semana, y ya has confrontado algunos demonios y hecho algunas conexiones en tu cerebro relacionadas con tus nuevos hábitos: los hábitos que estás eligiendo para hacerte más fuerte, más delgada y más saludable. Te has estado pesando en el transcurso de la semana, y si has seguido las porciones, has comido tres veces al día, y hecho ejercicio, ya deberías haber visto alguna pérdida de peso.

Si quieres seguir perdiendo más libras, tienes que empezar con fuerza la semana dos. Tienes que tener determinación. Porque si quieres que esos beneficios se sigan acumulando y seguir perdiendo peso, tienes que seguir trabajando en el programa.

Por eso, en la semana dos, nos concentraremos en crear consistencia. Pasaste la semana anterior forjando hábitos relacionados con comer plantas; ¡deberías sentirte maravilloso por eso! Siempre que tengas un logro, es importante felicitarte a ti mismo. La clave está en *cómo* hacerlo. Porque a veces, cuando experimentamos un cierto éxito inicial, comenzamos a llenarnos un poco de nosotros mismos. Podemos pensar, *"Oh, mira, he perdido ocho libras; seguramente me puedo recompensar con una buena torta de queso"*.

Alto ahí.

Si te gusta lo que se siente al perder ocho libras, *sigue haciendo las cosas que te hicieron perder peso.* Sé consistente.

Porque la consistencia cuenta. Si alguna vez has conocido a alguien con una habilidad que te haya impresionado fuertemente, digamos un cantante o bailarina, o un escalador de montañas, puedes apostar a que no logró su habilidad en un día. Cualquier persona que conozcas que sea un profesional en cualquier cosa, practica todos los días. Así es como funciona la vida. Hacer las cosas una vez, y simplemente intentarlo, no te da resultados. Lo que te da resultados es la consistencia.

Si quieres obtener un título, no puedes simplemente ir a la escuela por una semana. Tienes que trabajar duro durante cuatro años para recibir tu título. Y luego, seguirás trabajando duro todos los días para lograr tu objetivo. Si abres un negocio, tienes que estar allí todos los días. Si consigues un empleo, tienes que ir a trabajar todos los días. Cada día, tienes que creer que puedes hacerlo, y entonces tienes que levantarte de la cama y hacerlo. Eso es lo que se necesita para tener éxito. ¡Lo mismo se aplica a tu salud!

Si quieres estar saludable, tienes que ser consistente. Tienes que trabajar duro. Tienes que trabajar todos los días.

La consistencia no dice, "Lo logré, así que puedo reincidir". La consistencia dice: "Vine hoy y lo estoy haciendo muy bien, y ¿sabes qué? Volveré mañana y me esforzaré un poco más".

Hazte presente cada día en lo mejor de tu vida. ¡Saca el máximo partido de hoy y de todos los días! ¡Sé consistente!

DÍA 8

CORRE TU PROPIA CARRERA A TU PROPIO RITMO

■

Recuerdo cuando mi hermana corrió su primer medio maratón conmigo. Ella nunca pensó que podía hacerlo. Le dije: "Confía en mí. Puedes hacerlo. Te va a encantar".

Ella me dijo que quería correr dos horas, y que ese era su objetivo final en la carrera. Le aseguré que lo haría, porque habíamos entrenado con ese ritmo en mente, y estábamos corriendo a su paso.

Así que empezamos a correr. Dos millas, tres millas, cuatro millas, ocho millas. Ella se siente bien; estamos en forma.

Le dije:

—Jen, vamos bien.

—¿Lo crees?

—No mires tu reloj; no te preocupes por él. Estás en la zona adecuada; te sientes bien; estás corriendo tu carrera. Permanece en ella —le dije.

Y luego habíamos recorrido diez millas. Algunas personas pasan veloces por delante de nosotros, y Jen se pone nerviosa. Ahora ella está prestando atención a la carrera de otra persona en lugar de la suya.

Y entonces disminuye el paso, porque se ha desalentado por el éxito de otra persona. Y yo le digo:

—No, no hagas eso. Corre tu carrera. Haz lo que viniste a hacer.

Ella empieza a correr un poco más rápido.

—No aceleres, no disminuyas la velocidad. Simplemente permanece en tu carril —le dije.

Ahora ella está mirando a su alrededor, y diciendo:

—Pero esos tipos...

—Jen —le dije—. Te lo prometo. Te he dicho esto desde hace mucho tiempo, desde hace muchos, muchos años. Corre tu carrera.

—De acuerdo.

Ella sigue su estrategia. Corre a la misma velocidad exacta que hemos estado corriendo toda la carrera. Llegamos en menos de dos horas. Un poco menos. Por unos segundos. Exactamente lo que ella quería hacer.

¡Mi hermana estaba muy orgullosa! Y todo porque ella dirigió su propia carrera.

Ese es el mensaje de hoy. Corre tu propia carrera. Esta es tu carrera. No la de ninguna otra persona. Solo la tuya. Lo que acabo de decir es verdad acerca de un maratón, y es verdad para tu revolución. Es crucial que lo entiendas, porque es la diferencia entre el éxito y el fracaso.

¡Corre tu propia carrera! No importa cuál sea tu meta, otras personas pueden ser más eficaces que tú. Suzy, la de la oficina, pierde más peso. O Dan parece comer lo que quiere y nunca sube una libra. Olvídate de Dan. Olvídate de Suzy. Esto se trata de ti.

Corre tu carrera. Mantén tu ritmo. No compitas con nadie más. Y cuando llegues allí, siempre y cuando te mantengas en marcha, no hay mejor sensación en el mundo que el día que te pesas en la báscula, te miras en el espejo, flexionas tu bíceps y dices: "Guau. Lo hice".

Hay algo eufórico acerca de recorrer la distancia, porque te retas a ti mismo de una manera en que nadie puede desafiarte. Llegas a un punto en el que pruebas tu fortaleza mental como ninguna otra cosa puede hacerlo, contigo mismo.

Y es ahí donde comienza la diversión.

MENÚ DEL DÍA 8

▶ Desayuno

Jugo de inmunidad

El Estudio Baltimore Longitudinal del Envejecimiento clasificó la combinación de manzanas y peras como la segunda fuente más alta de flavonoles entre todas las frutas y vegetales. Los fitonutrientes en las peras son antioxidantes y anti-inflamatorios, y pueden ayudar a disminuir el riesgo de diabetes tipo 2, enfermedades del corazón y cáncer.[51]

MEZCLE TODOS LOS INGREDIENTES EN UNA LICUADORA HASTA QUE ESTÉN SUAVES:

- 2 peras asiáticas
- 1 manzana Fuji
- 1 taza de arándanos azules congelados

▶ Almuerzo

Linguine sin gluten con tomate y albahaca

A veces solo quisieras sentarte de nuevo frente a un plato de pasta... y la albahaca hace que sea mejor. La albahaca, un miembro de la familia de la menta, ha sido parte de la dieta humana desde que los griegos y romanos descubrieron sus placeres (y eso es solo una de las razones por las que creemos que tienen muy buen sabor). La albahaca que ves en el mercado puede tener diferentes sabores a limón, canela o anís.[52]

receta continúa

---

[51] http://www.whfoods.com/genpage.php?tname=foodspice&dbid=28, accedido el 22 de julio de 2014.

[52] Harold McGee, *On Food and Cooking*

INGREDIENTES:

1 caja de linguine (recuerda buscar opciones más saludables, como pasta de quinua, de arroz integral o de otro tipo de pasta sin gluten)

4 cuartos de galón de agua

6 tomates grandes y maduros

2 cdas. de aceite de oliva extra virgen

1 cda. de ajo, picado

18 hojas de albahaca

sal marina al gusto

pimienta negra molida al gusto

1. Calienta el aceite de oliva y el ajo en una cacerola grande a fuego medio-alto, con una pizca de sal marina.
2. Lava y pica ligeramente el tomate y las hojas de albahaca (la mitad de la porción) y añade a la sartén. Cocina por 5 a 10 minutos hasta que estén blandos. Deja enfriar.
3. Coloca los tomates en la licuadora (deja la sartén a un lado para su uso posterior) y mezcla hasta que estén suaves, o hasta alcanzar la consistencia deseada.
4. Vierte la salsa de nuevo en la sartén a fuego lento y añade la albahaca restante. Cocina por 10 minutos aprox. mientras preparas la pasta.
5. Hierve 4 litros de agua. Añade una pizca de sal, agregue la pasta y revuelve. Cocina por 6 a 9 minutos aprox., revolviendo con frecuencia y asegurándote de no cocinar en exceso.
6. Escurre y enjuaga en un colador.
7. Vierte la pasta a la sartén y mezcla suavemente los ingredientes.
8. Cubre y cocina a fuego lento por unos minutos más, luego sirve, rocía la albahaca, y disfruta. (Para 4 a 6 porciones).

▶ **Cena**

Ensalada de corazones de palmito

¡Perfecta para picnics, o en cenas para compartir donde cada quien lleva un platillo!

INGREDIENTES:

▲ 1 taza de quinua

2 tazas de agua

1 taza de corazones de palmito, en rodajas (enlatados)

½ pinta de tomates cherry, partidos a la mitad

1 aguacate Haas, pelado y picado en cuartos

1 taza de pepino picado

½ taza de lechuga iceberg (o romana), picada

⅓ de taza de brócoli, cortado en trozos pequeños, con la piel

1 cda. de aceite de oliva extra virgen, opcional

el jugo de 1 lima

pimienta negra molida, al gusto

sal marina, al gusto

1. Enjuaga una taza de quinua en un colador fino, escurre, y transfiere a una olla mediana.
2. Agrega 2 tazas de agua y una pizca de sal. Hierve y cocina a fuego lento hasta que el agua se absorba y la quinua esté esponjosa (de 15 a 20 min). Rinde 2 tazas aprox.
3. Mezcla el aceite de oliva, el jugo de lima, la pimienta y la sal marina en un tazón pequeño.
4. Vierte los palmitos, el tomate, el aguacate, el pepino, la lechuga y el brócoli, y mezcla ligeramente con el aderezo en otro tazón. Agrega la quinua cuando esté completamente fría y sirve.

(Para 2 porciones).

EJERCICIO:

■ **ENTRENAMIENTO DE RESISTENCIA:** Completa los ejercicios descritos en el Capítulo 14.

LIBERA TU POTENCIAL OCULTO

∎

Si quieres alcanzar el éxito, tienes que comprometerte a la idea de que *puedes hacerlo*. Las posibilidades del éxito están dentro de ti, no importa cuáles sean tus experiencias o las dificultades que hayas tenido hasta este punto.

Hay una vieja historia sobre un granjero que encontró un huevo de águila, lo llevó a casa y lo puso en un gallinero con los demás huevos. Pronto, el huevo eclosionó. El aguilucho fue criado junto a los otros polluelos, e hizo todo lo que estos hacían, aprendiendo con ellos. Como los polluelos sólo pueden volar distancias cortas, el aguilucho solo volaba distancias cortas. En su mente, él era un polluelo, y esa era la medida de sus capacidades naturales.

No tenía ni idea de que era un águila que tenía el poder de volar, por lo que pasó todo el tiempo picoteando en la tierra con los otros pollos. Un día, vio un ave majestuosa volar alto en el cielo, mucho más de lo que podría hacerlo un polluelo. ¡Estaba completamente impresionado!

Las gallinas le explicaron que el ave era un águila, el rey de las aves en el cielo.

Desde su lugar en la tierra, el joven aguilucho miró a la otra elevarse, sin darse cuenta de que él mismo era un rey de las aves, con el poder sin explotar para elevarse por el cielo.

¡Es tan fácil confundir la visión de nuestras posibilidades! Lo que ves a tu alrededor no es una indicación de lo que eres o de tu potencial. Si no te gusta cómo te sientes, cámbialo. ¿Estableces tus parámetros personales basado en lo que ves a tu alrededor, en lo que te ha sucedido en el pasado, o en lo que tienes dentro de ti? Apunta al cielo.

Nunca sabrás cuánto potencial tienes a menos que te permitas intentarlo.

MENÚ DEL DÍA 9

▶ **Desayuno**

Granola casera con bayas

La granola casera es tan fácil de hacer, y tan deliciosa de comer, que te preguntarás por qué alguna vez pensaste que tenías que comprarla en una tienda.

INGREDIENTES:

▲ 2 tazas de avena sin gluten

¼ de taza de jarabe de arce

▲ ¼ de taza (mezcla) de anacardos, almendras, y semillas de girasol picadas

½ cdta. de sal marina fina

1. Precalienta el horno a 325°F. Cubra una bandeja con bordes para hornear con papel pergamino.
2. Combina todos los ingredientes excepto el jarabe de arce en un tazón grande. Mezcla bien y vierte lentamente el jarabe de arce mientras continúas mezclando.
3. Cubre con el papel pergamino.
4. Hornea por 10 minutos, luego mezcla y hornea por otros 10 minutos.
5. Deja enfriar a temperatura ambiente antes de guardar en un recipiente hermético (en tarros de cristal).

(Rinde 4 porciones)

▶ **Almuerzo**

Tazón de arroz integral y col rizada

El arroz integral y la col rizada son el punto de partida ideal para tus creaciones vegetales más imaginativas. ¡La col rizada está repleta de más beneficios nutricionales y menos calorías que la mayoría de todos los alimentos! Este vegetal de hojas verdes está repleto de fitonutrientes que protegen contra el cáncer, y también es rico en fibra, calcio, vitaminas A, C, B6 y E, y en manganeso y cobre. ¡La col rizada es verdaderamente una súper estrella en materia de nutrientes!

INGREDIENTES:

1 taza de arroz integral
Col rizada
Vegetales de su elección

1. Enjuaga el arroz integral bajo el agua por 30 segundos.
2. Vierte el arroz en una olla con 2 tazas de agua. Hierve, tapa y cocina a fuego lento por 40 minutos, o hasta que el líquido se haya absorbido y el arroz esté suave.
3. Vierte el arroz cocinado en un tazón con la col rizada y cubre con vegetales crudos de tu elección (brócoli, pepino, tomates, zanahorias, etc...).
4. Utiliza jugo de limón/lima como aderezo, o mezcla 2 cdas. de vinagre balsámico con 1 cda. de mostaza y una pizca de pimienta para una vinagreta casera de balsámico.

► **Cena**

Ensalada de tomate y aguacate

Simple, magnífica, llena de frescura y saludable: un clásico instantáneo.

INGREDIENTES:

2 tomates medianos
1 aguacate Haas
el jugo de 2 limones
2 cdas. de hojas secas de albahaca
1 cda. de aceite de oliva extra virgen (opcional)
sal marina al gusto
pimienta negra molida al gusto

receta continúa

1. Lava y seca los tomates secos, luego pica y reserva en un tazón.
2. Corta el aguacate por la mitad, retira la piel, corta en cubos y mezcla con los tomates.
3. Agrega el jugo de limón, la albahaca, el aceite de oliva, la sal marina y la pimienta, y mezcla suavemente.
4. Esta ensalada se puede disfrutar como una comida completa o como refrigerio; rinde 2 porciones.

EJERCICIO:

■ **CARDIO:** haz 30 a 45 minutos de cardio de tu elección (ejemplos descritos en el Capítulo 14), seguido por 10 a 15 minutos de estiramiento.

DÍA 10

APUNTA AL 100 POR CIENTO

Para el día diez, deberías estar experimentando alguna pérdida de peso; la cantidad depende de tu peso inicial y de tu nivel de acondicionamiento físico en general. Si no estás perdiendo peso, necesitas mirar más de cerca lo que *realmente* te estás llevando a la boca, y no lo que tenías la intención de llevarte a la boca. ¡Es demasiado fácil picar durante todo el día sin darte cuenta! Y picar y negarlo van de la mano. Da una versión honesta de lo bien que estás siguiendo el plan.

La mayoría de las personas con las que hablo y que sienten que tienen una incapacidad para perder peso, creen honestamente que no comen mucho. En su corazón, creen realmente que no están comiendo, porque picar sin darse cuenta es un hábito profundamente arraigado. Así que sé que tengo que ser concreto y examinar un día con ellos: "¿Qué comiste al desayuno? ¿Qué comiste al almuerzo? ¿Comiste algún refrigerio a media mañana?" Y entonces la verdad sale a flote.

"Bueno, supongo que sí... un poco de vino. Y ayer me comí un par de *brownies*. Y sí, mi debilidad es el chocolate, así que a veces...".

Ahí está: la negación de la costumbre, la negación de la respuesta automática, el mismo hábito que está subvirtiendo todos tus planes para el éxito. Es por eso que tienes que apuntar al 100 por ciento. Cuando apuntas al 100 por ciento, la negación no tiene ni siquiera espacio para colarse. El noventa y cinco por ciento deja un espacio. El setenta y cinco por ciento deja un espacio.

Si quieres tener éxito, ¡apunta al 100 por ciento!

MENÚ DEL DÍA 10

► **Desayuno**

Todo lo que necesitas es un jugo Cape

El jengibre es una hierba que ha sido utilizada por las personas como una especia y como un medicamento desde tiempos prehistóricos[53], y fue una de las especias más importantes en la época medieval.[54] Se utiliza para tratar problemas estomacales como el mareo y las náuseas matutinas, las náuseas y los vómitos; el dolor muscular; la artritis, la tos, y la bronquitis. Parece ser que los productos químicos del jengibre funcionan al reducir la inflamación y las náuseas en el estómago y en los intestinos, aunque es posible que controlen la sensación de náuseas en el cerebro.

MEZCLA TODOS LOS INGREDIENTES EN UNA LICUADORA HASTA QUE ESTÉN SUAVES:

- 1 puñado de espinacas
- 2 tallos de col rizada
- 1 pepino
- 1 limón
- ½ pulgada de raíz de jengibre
- 1 pulgada de cúrcuma entera (o 1 cda. en polvo si no la puedes conseguir fresca)
- 1 pizca de perejil
- 2 zanahorias
- 1 manzana Granny Smith (sin el corazón)

► **Almuerzo**

Tacos de nueces de nogal crudas

Aquí fomentamos la creatividad, ¡así que siéntete libre de hacer tuya esta receta utilizando almendras o cualquier combinación de frutos secos!

---

[53] Harold McGee, *On Food and Cooking*, 425.

[54] Ibíd.

INGREDIENTES PARA LA CARNE DE LOS TACOS:

2 tazas de nueces

2 cabezas de lechuga romana

1½ cdas. de comino

1 cda. de cilantro

2 cdas. de vinagre balsámico

1 cda. de aminos de coco

1 pizca de paprika

1 pizca de ajo en polvo

1 pizca de pimienta negra molida

Ingredientes para acompañar:

2 aguacates Haas

½ pinta de tomates cherry (1 paquete pequeño)

½ cda. de hojuelas de perejil seco

1 pizca de pimienta negra molida

1 pizca de sal marina

1 lima

1. Lava y escurre bien la lechuga y los tomates en un colador o en una toalla de papel y deja a un lado mientras preparas los ingredientes restantes.
2. Combina todos los ingredientes de los tacos en un procesador de alimentos.
3. Pulsa varias veces hasta desmenuzar, asegurándote de no mezclar en exceso.
4. Esparce la carne de nuez en hojas de lechuga romana, en 4 porciones iguales.
5. Corta los tomates en mitades.
6. Corta los aguacates por la mitad y retira la semilla. Pela la piel y corte en trozos pequeños y uniformes.
7. Acompaña la carne de los tacos con rodajas de aguacate, tomate, perejil, pimienta molida, sal marina, y jugo de limón.

Ensalada de frijoles negros y col rizada

Marilyn sabe que cada vez que hace esta ensalada, tengo una enorme sonrisa en mi cara. ¡Y ella es lo suficientemente buena como para prepararla con frecuencia! El hinojo le da un crujido y un ligero sabor a regaliz. No tienes que conocer las palabras rutósido, quercetina, y glucósidos de kaempferol para estar segura de que el hinojo que cortaste al almuerzo está lleno de antioxidantes que ayudan al cuerpo a combatir los radicales libres (pero ahora lo sabes).[55]

INGREDIENTES:

1 taza de frijoles negros, sin cocinar (o 1 taza enlatados)

3 tazas de agua

2 tazas de col rizada, finamente picada

¾ de taza de tomate, cortado en cubitos

¼ de taza de perejil crespo, finamente picado

½ aguacate Haas, picado

⅓ de taza de hinojo, finamente picado

¼ de taza de cebolla cortada en cubitos

⅓ de taza de zanahoria, rallada

1 cda. de aceite de oliva extra virgen

3 cdas. de jugo de limón

sal marina y pimienta al gusto

INSTRUCCIONES PARA COCINAR LOS FRIJOLES NEGROS:

1. Remoja 1 taza de frijoles negros desde la noche anterior en 4 tazas de agua fría para reducir el tiempo de cocción, o remoja con rapidez (cubra los frijoles con agua, hierve por 2 minutos, retira del fuego y deja reposar de 1a 2 horas).

2. Enjuaga, escurre, luego cubre con 3 tazas de agua fresca y sigue cocinando.

3. Hierve el agua y los frijoles, reduce el fuego, tapa y cocina a fuego lento, retirando la espuma y revolviendo ocasionalmente (los

---

[55] http://www.whfoods.com/genpage.php?tname=foodspice&dbid=23, accedido el 24 de julio de 2014.

frijoles remojados tardarán aproximadamente 1 hora para cocinar).

4. Los frijoles estarán listos cuando estén blandos.

5. Lava y escurre. Puedes guardar los frijoles que no hayas utilizado en un recipiente hermético o en bolsas para congelar de alta resistencia por 3 a 4 días, o por 1 a 2 meses en el congelador.

INSTRUCCIONES PARA LA ENSALADA:

1. Vierte 1 taza de frijoles negros cocinados, la col rizada, el tomate, el perejil, el aguacate, el hinojo, la cebolla, la zanahoria, el aceite de oliva y el jugo de limón en un tazón, y mezcla suavemente.

2. ¡Añada sal y pimienta al gusto, y sirva!

EJERCICIO:

■ **ENTRENAMIENTO DE RESISTENCIA:** completa los ejercicios descritos en el Capítulo 14.

DÍA 11

GÁNATE TUS RECOMPENSAS

Como sociedad, nos hemos vuelto tan cómodos que hemos perdido de vista lo que es trabajar de verdad para algo. ¿Qué tenías que hacer antes de que existieran las tarjetas de crédito? Tenías que trabajar muy duro antes de que pudieras conseguir algo. Ya no tienes que hacerlo. Puedes utilizar una tarjeta antes de haber ganado algo, y luego lo pagas por los próximos cuatro años.

Eso es lo que estamos haciendo con nuestros alimentos.

Cuando abusas de una tarjeta de crédito, la realidad es que sólo te has dado a ti mismo algo que no te has ganado. Algo para lo que no has trabajado todavía. Ese comportamiento está tan profundamente arraigado que nos comportamos toda la vida de esa manera, en términos financieros y nutricionales: siempre nos recompensamos a nosotros mismos, a pesar de que no nos lo hemos ganado. Y luego pagamos por ello durante años, con preocupación y mala salud.

El objetivo de La revolución de 22 días es hacer que seas consciente y estés al tanto: consciente de los alimentos, al tanto de cuándo y qué comes, para que puedas dejar de usar la comida como una recompensa. Para que puedas darte la verdadera recompensa: una buena salud y vitalidad.

Si te sientes frustrado o queriendo "recompensarte" con alimentos que no están en el plan, haz una pausa. ¿Te ganaste esta recompensa? ¿O estás pidiendo energía prestada que no podrás pagar, lo cual dará lugar a un aumento de peso en lugar de pérdida, y a una mala salud en lugar de una buena?

Para una salud óptima (y un mejor informe de crédito), gánate tus recompensas. No las tomes en préstamo.

Menú del Día 11

▶ **Desayuno**

Tostadas francesas

¿Tostadas francesas en un libro de dieta? Así es. ¡Con los ingredientes adecuados, puedes disfrutar de tus comidas favoritas y darte al mismo tiempo los beneficios de comer plantas!

INGREDIENTES:

   4 rebanadas de pan vegano y sin gluten
   1 banano maduro
   1½ tazas de leche de almendras
▲ ½ cda. de semillas de linaza molida
   1 pizca de canela
   ½ cdta. de vainilla

1. Mezcla el puré de banano en un tazón grande.
2. Añade la leche de almendras, la vainilla, la canela, la linaza y revuelve.
3. Vierte aceite de coco en una sartén con y precalienta a fuego medio.
4. Cuando la sartén esté caliente, sumerje las rebanadas en la mezcla y voltea para asegurarte de que los dos lados estén completamente cubiertos.
5. Cocina hasta que estén doradas por ambos lados.
6. Sirve de inmediato y rocía con jarabe de arce.

▶ **Almuerzo**

Ensalada de coliflor

INGREDIENTES:

   1 coliflor mediana
   el jugo de 1 limón

receta continúa

1 pizca de sal

1 pizca de pimienta

2 cdas. de piñones

½ taza de uvas (cortadas por la mitad)

1. Calienta el horno a 300°F.
2. Mezcla la coliflor con todos los ingredientes en un tazón.
3. Coloca sobre papel de pergamino y hornea por 15 a 30 minutos.

▶ **Cena:**

Ensalada de col rizada con boniato

¡Dos de mis favoritos juntos! El fuerte acento de la col rizada y la dulzura del boniato son una combinación increíble, especialmente cuando le agregas arándanos y semillas de girasol... lo que también ayuda a aumentar el valor nutricional. ¡No hay nada mejor que esto!

INGREDIENTES:

1 boniato pequeño

1 puñado de col rizada

¼ de taza de arándanos secos

¼ de taza de semillas de girasol

1 pizca de sal marina

2 cdas. de vinagre balsámico

1 cda. de mostaza

1. Precalienta el horno a 350°F.
2. Lava el boniato bajo agua corriente y cocina al vapor hasta que esté tierno.
3. Coloca el boniato en papel pergamino y hornea por 10 minutos, o hasta que los bordes estén crujientes.
4. Pica la col rizada y mezcla con el boniato, los arándanos, y las semillas de girasol.
5. Bate la mostaza, el vinagre y la sal y rocía por encima.

EJERCICIO:

■ **CARDIO:** Haz 30 a 45 minutos de cardio de tu elección (ejemplos descritos en el Capítulo 14), seguido por 10 a 15 minutos de estiramiento.

DÍA 12

RECUERDA QUE ESTÁS EN EL ASIENTO DEL CONDUCTOR

■

Los alimentos y el acondicionamiento físico son las áreas de nuestras vidas donde tenemos la mayor autonomía, y las que practicamos en menor cantidad. Imagina una carretera bloqueada por un árbol inmenso, y que los frenos de tu auto están funcionando bien. Sin embargo, a mi alrededor, veo personas que conducen hacia ese árbol, y simplemente se niegan a retirar el pie del acelerador, o a girar el volante.

No tienes control sobre otras personas, tu jefe, o el clima; sobre nada de eso. Pero tienes control sobre mucho más de lo que crees: sobre tu salud, sobre cómo te sientes, cómo te ves y cómo envejeces. Sobre tus niveles de energía. Sobre cómo duermes. Pero en lugar de ejercer el control en estas pocas áreas que están a nuestro alcance, nos dejamos llevar por los miedos que exigen el confort inmediato que nos dan los alimentos. ¿No quieres realmente tener el confort a largo plazo de sentirte saludable, en forma y feliz? ¿De perder peso, revertir enfermedades, de mejorar tu piel, de proteger tu visión, y de tantas otras cosas?

Sólo tenemos que dejar de tener miedo de lo que sucederá si tenemos éxito: de tener que cambiar, de tener que crecer, de sentirnos incómodos en el camino hasta llegar allí. Tenemos que traspasar las capas psicológicas que nos frenan. ¿Sabes cuál es la diferencia entre un ganador y un perdedor?

Ninguna. El perdedor no ha ganado todavía. Cualquiera puede ser un ganador. Tienes que seguir intentándolo. Y cuando haces ese primer lanzamiento, incluso si erraste los primeros diez, tan pronto hagas esa primera canasta, *bum*, haces otra.

Y te acabas de convertir en un ganador.

¡Estás a cargo! ¡Practica la disciplina que necesitas para poder vivir lo mejor de ti!

MENÚ DEL DÍA 12

► **Desayuno**

Jugo extra C

Mezcla todos los ingredientes en una licuadora hasta que estén suaves:

- 1 naranja
- 4 zanahorias
- 4 tallos de apio
- 1 limón
- ½ pulgada de jengibre fresco

► **Almuerzo**

Pizza con masa delgada

Agrega vegetales adicionales como cebollas y pimientos para una pizza más sustanciosa.

INGREDIENTES PARA LA MASA:

- ¾ de taza de harina de arroz integral
- ½ taza de harina de tapioca
- ⅓ de taza de agua
- 1 cdta. de aceite de oliva
- ½ cdta. de sal marina

INGREDIENTES PARA ACOMPAÑAR:

- 2 tomates maduros medianos
- ½ aguacate Haas
- 2 hojas frescas de albahaca, picadas (o 1 cucharadita de hojuelas secas de albahaca)
- pimienta negra molida, al gusto

INGREDIENTES PARA EL QUESO MOZZARELLA VEGANO:

- ▲ ½ taza de anacardos crudos, remojados
- 1 taza de agua
- 1 cda. de harina de tapioca

1 cdta. de jugo de limón

1 cdta. de vinagre de sidra de manzana

½ cdta. de sal marina, o al gusto

1. Para preparar el queso, vierte todos los ingredientes en una licuadora a alta velocidad y mezcla hasta que estén cremosos. Cocina el queso en una cacerola, revolviendo con frecuencia a fuego medio-alto. Reduce el fuego y sigue revolviendo para evitar que se queme. Cuando la consistencia se haya espesado (parecerá queso fundido), retire del fuego y deja enfriar. Reserva a un lado mientras preparas los otros ingredientes. Puedes guardar las sobras hasta por 5 o 7 días en el refrigerador.

2. Precalienta el horno a 350°F. Engrasa ligeramente y espolvorea una bandeja para hornear o para pizza con harina de arroz integral.

3. Combina las harinas con la sal en un tazón y mezcla.

4. Haz un agujero en el centro, añade el agua y el aceite y mezcla con una cuchara. Si es necesario, agrega de a 1 cda. de agua hasta alcanzar la consistencia deseada.

5. Vierte la masa en una bandeja para hornear o para pizza, utilizando tus manos para dar forma y presionar hacia abajo en la forma deseada (cuadrada o rectangular). Alisa con los dedos mojados y pre hornea por 20 a 25 minutos aprox.

6. Lava y corta cada tomate en 3 rodajas gruesas.

7. Retira la masa del horno y cubre con las 6 rebanadas de tomate, las rodajas de aguacate, el queso (o el queso vegano de su elección), y la albahaca.

8. Hornea por otros 15 a 20 minutos hasta que esté ligeramente crujiente.

9. Retira del horno, rocía con una pizca de pimienta, corta en 6 rebanadas cuadradas, ¡y sirve! (Rinde 2 porciones)

► **Cena**

Hamburguesa de lentejas con vegetales al vapor

¡Mi esposa hace estas hamburguesas con frecuencia, especialmente en verano, cuando todo el mundo enciende la parrilla! Disfruta tu hamburguesa de lentejas acompañada de aguacate, tomate, lechuga, cebolla y salsa de tahini (mezcla 1 cda. de tahini con 3 cdas. de jugo de limón y una pizca de sal marina) en pan vegano y sin gluten. ¡Es deliciosa!

INGREDIENTES:

2 tazas de lentejas negras, cocinadas

▲ 2 tazas de quinua, cocinadas
(⅓ de taza de quinua seca más ⅔ de taza de agua)

1 taza de zanahoria picada

⅓ de taza de cebolla picada

1 cda. de jugo de limón

1 cda. de harina de arrurruz

2 cdas. de harina de garbanzo

¼ de cdta. de comino

¼ de cdta. de cilantro

1 cdta. de hojuelas de perejil seco o fresco

1 pizca de ajo en polvo

½ cdta. de sal marina (al gusto)

INSTRUCCIONES PARA COCINAR LAS LENTEJAS NEGRAS:

1. Enjuaga bien con agua fría en un colador hasta que el agua salga clara.
2. Vierta 1 taza de lentejas negras con 4 tazas de agua en una olla y hierva. Añade una pizca de sal marina, cocine a fuego lento y cubra. Deja cocinar por 20 minutos aprox., revolviendo ocasionalmente, y asegurándote de no cocinarlas en exceso.
3. Retira del fuego, escurre, enjuaga y deja a un lado.

INSTRUCCIONES PARA LA QUINUA:

1. Enjuaga bien con agua fría en un colador.
2. Vierte 1 taza de quinua y 2 tazas de agua en una olla y hierva. Añade una pizca de sal marina, cocina a fuego lento y cubre. Deja

cocinar por 20 minutos aprox. Puedes guardar las sobras cuando estén frías hasta por una semana en el refrigerador.

INSTRUCCIONES PARA LAS HAMBURGUESAS:

1. Precalienta el horno a 400°F.
2. Vierte la cebolla, la zanahoria, 1 taza de quinua, 1 taza de lentejas, y el jugo de limón en un procesador de alimentos.
3. Pulsa bien hasta picar de manera uniforme. Luego agrega el arrurruz, la harina de garbanzo, el comino, el cilantro, el perejil, el ajo, la sal marina, y pulsa de nuevo.
4. Agrega la mezcla de quinua, las lentejas restantes y mezcla.
5. Divide la mezcla en seis hamburguesas uniformes con las palmas de las manos. O divide en 12 hamburguesas si quieres hacer *sliders*.
6. Hornea a 400°F en papel pergamino engrasado por 45 minutos aprox., dándoles vuelta al cabo de 20 minutos aprox. También puedes preparar las hamburguesas en la estufa.
7. Las sobras se pueden guardar por unos días en el refrigerador, o hasta por 6 meses en un recipiente hermético en el congelador. (Rinde para 6 hamburguesas aprox.).

EJERCICIO:

▨ **ENTRENAMIENTO DE RESISTENCIA:** completa los ejercicios descritos en el Capítulo 14.

DÍA 13

APRENDE A DECIR NO

■

Recientemente, mi esposa y yo fuimos a la escuela de nuestro hijo para un evento. Había un montón de comida sana, y para el postre había cupcakes espolvoreados con colores fosforescentes. Mientras estábamos allí, una maestra se acercó a uno de los niños y le dijo:

—¡Daniel, no has tocado tu *cupcake!*

Y él dijo:

—No, gracias.

—¿Por qué no lo pruebas? —le preguntó ella.

El niño de siete años respondió:

—No quiero.

Y ella replicó:

—¿Cómo sabes que no te va a gustar si no lo has probado?

Si la maestra lo hubiera estado animando a probar brócoli, o un pedazo de apio, yo habría entendido. Pero ¿por qué estaba tratando de animarlo a comer ese *cupcake* fosforescente? Era completamente alucinante.

Siempre habrá personas que quieran ofrecerte otro *cupcake*, otro plato de pasta, otra porción repleta de algo que no necesitas. Puede ser tu jefe, o tu suegra. A veces lo harán tus amigos íntimos, y otras serán las figuras de autoridad.

Sin embargo, está bien decir "no, gracias". De hecho, es imprescindible reunir la fuerza para decir que no.

MENÚ DEL DÍA 13

 Desayuno

Avena de la noche anterior

Una forma inteligente y sin tener que cocinar para tener tu desayuno listo incluso en las mañanas más ocupadas... ¡solo tienes que guardarlo en el refrigerador desde la noche anterior!

INGREDIENTES:

- ▲ ½ taza de avena sin gluten
  - ½ taza de leche de almendras
  - 1 pizca de canela
- ▲ ½ cda. de semillas de linaza molidas
  - ½ taza de fruta fresca

1. Mezcla la avena, la canela y la leche de almendras en un recipiente y guarde en un frasco hermético en el refrigerador desde la noche anterior.
2. Rocía con linaza molida y fruta fresca por la mañana.

** *¡22 maneras! Sé creativa y rocía con diferentes combinaciones de frutas frescas, semillas y frutos secos.*

 Almuerzo

Tabulé de quinua

El tabulé se hace tradicionalmente con trigo partido. Aquí, usamos la quinua para obtener una mejor nutrición, con todo el sabor del original.

INGREDIENTES:

- ▲ 1 taza de quinua
  - ½ limón
  - 1 diente de ajo picado

receta continúa

1 pizca de pimienta molida

1 pepino picado

1 caja de tomates cherry, (½ pinta), partidos en cuatro

1 pizca de perejil

1 cebollín picado

1 pizca de sal

1. Enjuaga una taza de quinua en un colador fino, escurre, y transfiere a una olla mediana.
2. Agrega 2 tazas de agua y una pizca de sal. Hierve y cocina a fuego lento hasta que el agua se absorba y la quinua esté esponjosa (de 15 a 20 min).
3. Mientras tanto, mezcla todos los ingredientes en un tazón.
4. Deja enfriar la quinua. A continuación, añade la mezcla, revuelve, y cubre con el jugo de limón, la sal y la pimienta.

► Cena

Curry de vegetales

INGREDIENTES:

4 tazas de vegetales mixtos (cualquier combinación, o pruebe con brócoli, col rizada, pimientos, coliflor y espinaca en porciones iguales)

1 cebolla, finamente picada

2 dientes de ajo, picados

1 cda. de jengibre fresco, rallado

2 cdtas. de curry

1 pizca de sal

1 lata de leche de coco

1. En una sartén grande, saltea las cebollas, el ajo y el jengibre a fuego medio en una cucharada de aceite de canola del tamaño de una moneda de diez centavos por 2 minutos.
2. Añade los demás ingredientes y cocina a fuego lento hasta que la salsa espese y los vegetales estén tiernos.

EJERCICIO:

■ **CARDIO:** Haz 30 a 45 minutos de cardio de tu elección (ejemplos descritos en el Capítulo 14), seguido por 10 a 15 minutos de estiramiento.

DÍA 14

SIGUE PEDALEANDO

◼

Hoy terminan las dos primeras semanas, y es el comienzo de la tercera, tu recta final. Deberías sentirte entusiasmado: estás trabajando tan duro, y ya estás experimentando los beneficios de comer plantas: has perdido peso, tienes más energía, las personas a tu alrededor siguen comentando acerca de tu resplandor.

Pero eso no quiere decir que sea fácil. El entusiasmo a veces proviene de saber que estás luchando con todo en la batalla. La tentación siempre estará ahí. Y también lo hará tu compromiso para salir adelante.

Tengo un amigo muy agradable que es como un mentor para mí, y su sabiduría siempre me sirve de estímulo. Él dice que la vida es como andar en bicicleta: si dejas de pedalear, te caes. Si te estás moviendo muy rápido y no pedaleas, probablemente vas en la dirección equivocada, cuesta abajo. Cuando estás pedaleando y se hace difícil, es cuando sabes que estás haciendo progresos.

¡Así que sigue pedaleando!

MENÚ DEL DÍA 14

▶ Desayuno

Jugo claridad

Las remolachas les dan un color precioso y un sabor dulce a los jugos. También son súper poderosas para tu salud. Según algunos estudios, beber jugo de remolacha puede ayudar a aumentar la resistencia para hacer ejercicio por más tiempo. También puede ayudar a disminuir la presión arterial.[56]

MEZCLE TODOS LOS INGREDIENTES EN UNA LICUADORA HASTA QUE ESTÉN SUAVES:

- 1 pepino
- 1 manzana
- 1 limón (pelado)
- 1 pizca de perejil
- 2 remolachas

▶ Almuerzo

Rollo de sushi vegano

INGREDIENTES:

- 1 taza de arroz integral de grano corto, cocinado
- ½ aguacate Haas, cortado en dos rebanadas
- 3 cdas. de jícama, trituradas en el procesador de alimentos
- 2 cdas. de espinaca cruda, trituradas en el procesador de alimentos
- 2 cdas. de zanahorias crudas, trituradas en el procesador de alimentos
- 2 cdas. de anacardos triturados
- 1 cda. de mayonesa canola light

receta continúa

---

[56] http://www.webmd.com/food-recipes/features/la verdad sobre el jugo de remolacha, accedido el 22 de julio de 2014.

semillas de ajonjolí para espolvorear

1 hoja de nori

estera de bambú para sushi

1. Cubre la estera de bambú con una envoltura plástica.
2. Coloca el nori con la cara rugosa hacia arriba.
3. Moja tus manos y coloca el arroz en el centro del nori. Distribuye uniformemente el arroz con los dedos mientras presionas suavemente.
4. Dale vuelta al nori y coloca las rodajas de aguacate en el medio del nori, así como el brócoli, la coliflor, la mayonesa y los anacardos.
5. Comienza a enrollar la estera, manteniéndola apretada con cada movimiento hacia adelante, incluyendo los lados.
6. Espolvorea las semillas de ajonjolí, corta el rollo en 6 a 8 piezas con un cuchillo mojado, ¡y disfruta!

▶ Cena

Pimientos rojos rellenos con quinua

Porción: Haz uno o dos pimientos por persona, dependiendo del tamaño; haz dos si son del tamaño de su puño....

Los pimientos rellenos tienen algo maravilloso. Es el tipo de plato que produce exclamaciones cuando lo llevas a la mesa. Esta versión también produce exclamaciones después de que todo el mundo ha comido un bocado. ¡Y son muy buenos para ti! Una taza de pimientos te da todas las vitaminas A y C que necesitas para el día. Mientras más colores de pimientos te gusten, recibirás una mayor variedad de fitoquímicos. Los pimientos rojos son ricos en fitoquímicos como la luteína y la zeaxantina, que pueden ser útiles para las enfermedades de los ojos; el beta-caroteno, que puede ayudar a combatir algunos tipos de cáncer; y el licopeno, que algunos piensan que puede disminuir el riesgo de cáncer de ovario.[57]

---

[57] http://www.webmd.com/food-recipes/features/beneficios de los pimientos para la salud, accedido el 24 de julio de 2014.

INGREDIENTES:

▲ 1 taza de quinua

1 lata de frijoles pintos sin BPA

4 pimientos medianos

1 cebolla dulce pequeña

½ cda. de comino

1 pizca de sal

1 pizca de ajo en polvo

1 pizca de pimienta

1. Precalienta el horno a 350°F.

2. Retira la parte superior y las semillas de los pimientos.

3. Enjuaga una taza de quinua en un colador fino, escurre, y transfiere a una olla mediana.

4. Agrega 2 tazas de agua y una pizca de sal. Hierve y cocina a fuego lento hasta que el agua se absorba y la quinua esté esponjosa (de 15 a 20 min).

5. Vierte los frijoles, la cebolla, el ajo, el comino, la sal y la pimienta en un tazón y mezcla con la quinua.

6. Rellena los pimientos con la mezcla de quinua y frijoles, coloca en una bandeja para hornear cubierta con papel de hornear y hornea por 20 a 25 min.

(Haz uno o dos pimientos por persona, dependiendo del tamaño. Si son del tamaño de tu puño cerrado, dos. Si son más grandes, uno.)

EJERCICIO:

■ **ENTRENAMIENTO DE RESISTENCIA:** completa los ejercicios descritos en el Capítulo 14.

11

SEMANA 3:
DESARROLLAR CONCIENCIA

¡BIENVENIDO A LA SEMANA TRES! Ya has hecho un montón de trabajo duro para incorporar alimentos frescos en tu dieta, cambiar esos hábitos arraigados, y para ser coherente y hacerlo todos los días. Por ahora, debería parecerte un poco más natural despertarte con frambuesas y arándanos deliciosos y almorzar esas magníficas ensaladas verdes. Así que creo que estás lista para algo un poco más sutil: la conciencia.

Tendrás la oportunidad de estar al tanto de tu comida antes, durante y después de las comidas.

- *Sé consciente de tus alimentos antes de comer.* ¿Qué vas a comer en tu próxima comida? ¿Tienes alimentos frescos disponibles? ¿Has hecho la planificación necesaria?
- *Sé consciente de tu comida mientras comes.* ¿Estás sentado en un lugar donde te sientes relajado, con un poco de tiempo para concentrarte en tu comida? ¿Cómo te sabe la comida? ¿Es crujiente, difícil de masticar, amarga o dulce? ¿Has comido la cantidad correcta? ¿Estás satisfecha, pero no demasiado llena?
- *Sé consciente de tus alimentos después de comer.* ¡La verdadera recompensa de la comida es lo bien que te puede hacer sentir!

¡Ser consciente y ser obsesivo no es la misma cosa! Las personas que siguen dietas a veces creen que la mejor manera de tener éxito es creando una fórmula rígida para el éxito, como el conteo de calorías. Al obsesionarte con estos números, puedes sentir como si estuvieras tomando el control de tu destino. Pero, ¿por cuánto tiempo dura realmente un programa como ese? A menos que seas un matemático, contar, sumar y multiplicar de manera interminable no es muy divertido, y puede distraerte de estar realmente presente en las comidas.

En vez de contar las calorías, me gustaría que te centraras en el *kaizen*. El *kaizen*, que significa "cambio para mejor", es un concepto japonés de pequeñas mejoras. La idea del *kaizen* se ha aplicado en los grandes negocios. En la industria manufacturera y en la ingeniería, el *kaizen* se utiliza para identificar los lugares donde se han cometido errores o allí donde los sistemas podrían funcionar con mayor fluidez. El *kaizen* nos anima a mirar más de cerca y a adoptar cambios pequeños y efectivos que pueden tener un enorme efecto en cadena.

Este tipo de pensamiento es tan útil a pequeña escala como lo es a gran escala. En una ciudad, el pensamiento y la observación *kaizen* pueden ser la diferencia entre una calle llena de basura porque no hay botes ni contenedores de basura visibles que animen a la gente a depositar la basura donde corresponde. En casa, el *kaizen* puede significar hacer que las frutas y los vegetales estén tan listos y disponibles como los productos envasados al lavarlos y partirlos antes de guardarlos para que sean fácilmente accesibles y fáciles de comer. Puede significar tomar una ruta diferente a casa para no pasar por tu panadería favorita todos los días. Puede significar aprender a levantarte de la mesa antes de sentirte lleno, en lugar de permanecer allí y comerte cada bocado que hay en tu plato y en los de quienes te rodean.

En lugar de obsesionarse, el *kaizen* nos anima a reflexionar y a pensar. ¿Cuáles son los factores desencadenantes que influyen en tus hábitos diarios? ¿Cuáles son los hábitos que te están ayudando a tener éxito o a descarrilarte? Esta semana, ¿cómo te puedes enfocar en el uso de la conciencia para modificar tus patrones de modo que te guíen hacia el logro, el empoderamiento y la salud?

RECONOCE LA LLENURA

■

Con todos los avances en la tecnología, la vida se ha vuelto sumamente rápida. Muchos de nosotros hemos caído en el hábito de comer demasiado rápido, de hacerlo en nuestros escritorios, o de no almorzar en absoluto. Y cuando comemos, lo hacemos tan rápido que no permitimos que nuestros cuerpos nos digan cuándo hemos llegado a ese punto en el que estamos llenos. Es como cuando estás llenando tu auto con gasolina. Paras cuando el tanque está casi lleno; no permites que la gasolina se rebose.

Si tienes sobrepeso, lo más probable es que sea porque cuando comes, llenas excesivamente el tanque y permites que la gasolina llegue casi hasta arriba. ¿Cuántas veces te has alejado de una comida pensando, *"probablemente debería haber parado hace unos pocos bocados"*?

Concéntrate en cómo te sientes después de las comidas. Porque si te alejas de cada comida sintiéndote como, *"Podría comer algunos bocados más, pero estoy bien. Estoy en ese lugar donde me siento muy bien"*, tendrías un peso saludable.

Con el tiempo, he descubierto que la manera absolutamente más sana de comer es al 80 por ciento de llenura, o solo un poco menos que lleno. Veinte minutos después de una comida, cuando tu cuerpo ha tenido la oportunidad de empezar a digerir y a procesar tu nivel de hambre, te sientes divinamente. Nuestros cuerpos son máquinas muy sofisticadas e increíbles, pero en este mundo tecnológico de gratificación inmediata y a nuestro alcance, tenemos que ser pacientes. Si no eres paciente y comes esos tres bocados adicionales para poderte sentir satisfecha de inmediato, lo lamentarás. No te sentirás bien, te dolerá el estómago, y te sentirás aletargada, todo lo cual es lo contrario de tus intenciones cuando te sientas a comer.

¡Realmente, tu comida debería hacerte sentir como si estuvieras listo para ponerte en marcha! Recuerda practicar la moderación si realmente quieres disfrutar de tu comida.

MENÚ DEL DÍA 15

▶ **Desayuno**

Batido de proteína sobre la marcha

¿Tienes prisa? No hay problema. Sírvelo en una taza portátil y llévalo contigo para una bebida repleta de proteínas que te mantendrá activa por todo el tiempo que necesites.

- 2 cucharadas de proteína en polvo de 22 Días (chocolate)
- 2 tazas de leche de almendras
- 1 banano congelado
- 1 cda. de mantequilla de girasol

▶ **Almuerzo**

Ensalada de frijoles negros y col rizada

INGREDIENTES:

- 1 taza de frijoles negros, sin cocinar (o 1 taza de frijoles en lata)
- 3 tazas de agua
- 2 tazas de col rizada, finamente picadas
- ¾ de taza de tomate, cortado en cubitos
- ¼ de taza de perejil crespo, finamente picado
- ½ aguacate Haas, picado
- ⅓ de taza de hinojo, finamente picado
- ¼ de taza de cebolla, cortada en cubitos
- ⅓ de taza de zanahorias, ralladas
- 1 cda. de aceite de oliva extra virgen
- 3 cdas. de jugo de limón
- sal y pimienta, al gusto

receta continúa

INSTRUCCIONES PARA COCINAR FRIJOLES NEGROS:

1. Remoja 1 taza de frijoles negros desde la noche anterior en 4 tazas de agua fría para reducir el tiempo de cocción, o remoja con rapidez (cubra los frijoles con agua, hierva por 2 minutos, retira del fuego y deja reposar durante 1 a 2 horas).

2. Enjuaga, escurre, luego cubre con 3 tazas de agua fresca y sigue cocinando.

3. Hierve el agua y los frijoles, reduce el fuego, tapa y cocina a fuego lento, retirando la espuma y revolviendo ocasionalmente (los frijoles remojados previamente tardarán aproximadamente 1 hora en cocinar).

4. Los frijoles estarán listos cuando estén tiernos.

5. Lava y escurre. Puedes guardar los frijoles que no ha utilizado en un recipiente hermético o en bolsas para congelar de alta resistencia por 3 a 4 días, o por 1 a 2 meses en el congelador.

INSTRUCCIONES PARA LA ENSALADA:

1. Vierte 1 taza de frijoles negros cocinados, col rizada, tomate, perejil, aguacate, hinojo, cebolla, zanahoria, aceite de oliva y jugo de limón en un recipiente, y mezcla suavemente.

2. Añade sal y pimienta al gusto, ¡y sirve!

▶ **Cena**

Ceviche

Te encantará esta receta para una cena tranquila, o para una fiesta con cena. ¡Tus invitados se volverán locos por ella! La zanahoria le da una explosión de color naranja, así como un 203 por ciento del suministro diario de vitamina A en una sola porción, y un montón de potasio. Y los chiles picantes, como el jalapeño, están llenos de una sustancia química llamada capsaicina, que se encuentra en la parte blanca en el interior del chile. La capsaicina aumenta la temperatura del cuerpo, te hace sudar, y aumenta tu ritmo metabólico. También puede hacer que sientas menos hambre.[58]

---

[58] Harold McGee, página 419, *On Food and Cooking*

INGREDIENTES:

2 tazas de corazones de palmitos en rodajas

1 aguacate Haas, en cubitos

1 taza de pepino, en cubitos

1 taza de zanahorias, en cubitos

½ taza de cebollín, en cubitos

1 jalapeño pequeño, sin semillas y picado

jugo de 4 limas

1 cda. de aceite de oliva extra virgen, opcional

1 pizca de perejil

1 pizca de sal marina

1 pizca de pimienta negra molida

1. Combina los corazones de palmito, el aguacate, el pepino, la zanahoria, el cebollín, el jalapeño, el jugo de limón y el aceite de oliva en un tazón.
2. Mezcla suavemente y sirva.
3. Rocía con perejil, sal marina y pimienta.

(Rinde 2 porciones).

EJERCICIO:

■ **CARDIO:** haz 30 a 45 minutos de cardio de tu elección (ejemplos descritos en el Capítulo 14), seguido por 10 a 15 minutos de estiramiento.

DÍA 16

OBSÉRVATE A TI MISMO

■

La medicina es la ciencia de la observación. Los médicos observan. Pero, ¿quién mejor para observarnos que nosotros mismos? Tú sabes qué te hace sentir bien. Tú sabes qué te hace comer. Tú sabes que si te estresas, irás por esa barra de chocolate. Tú sabes que cuando mereces una recompensa, vas directamente por ese helado. Y si no sabes estas cosas sobre ti, para y saca el tiempo para catalogar tus ansias y patrones. Sé honesto contigo. Este es el momento de reconocer los viejos hábitos que te han frenado, y trabajar hacia la creación de nuevos hábitos saludables.

Usa tu conciencia para crear esos hábitos nuevos. Tienes que averiguar qué es lo que desencadena esas reacciones automáticas a fin de encontrar la reacción alternativa que esté en consonancia con la dirección en la que estás yendo. Tienes que encontrar mejores maneras de recompensarte. ¡Tienes que transformar las reacciones automáticas en elecciones conscientes!

Digamos que cada día a las tres y media de la tarde, de repente sientes la extraña sensación de que tienes que levantarte de tu escritorio y comer un refrigerio. Así que necesitas un descanso, te levantas y paseas un momento por la habitación y sacas un *brownie* de la máquina expendedora o en la cafetería de tu cuadra. Por supuesto, diez minutos más tarde, estás lamentando ese *brownie*, y luego te sientes culpable en lugar de sentirte bien. ¿Por qué te levantaste originalmente de tu escritorio? Porque te sentías un poco inquieta, y lo único que querías era sentirte mejor. En lugar de ello, te sientes peor.

Este es un gran momento para el cambio. Analiza las intenciones detrás de levantarte de tu escritorio. ¿Fue por hambre? No. ¿Por aburrimiento? Tal vez. O quizá necesitabas simplemente levantarte y moverte un poco. Cuando hayas descubierto la verdadera razón de tu *brownie* diario — ¡un descanso!— podrás planificar un poco mejor. Podrás planear levantarte a las tres y media y salir, no para comprar un *brownie*, sino solo para respirar un poco de aire fresco, porque todo lo que realmente necesitabas era una pequeña pausa en tu trabajo para darle a tu cerebro un momento para despejarse. *¡Nunca fue por el brownie!* Fue porque querías sacar cinco minutos para inspirarte, orientarte y alinearte de nuevo para volver a trabajar sin remordimientos, simplemente para tener la sensación increíble de que te cuidas muy bien, ya sea que estés en el trabajo o en casa.

Obsérvate a ti mismo para que puedas sorprenderte con las manos en la masa, y cambiar entonces esa acción por algo que te dará lo que realmente estás buscando.

MENÚ DEL DÍA 16

▶ **Desayuno**

Jugo vivo

La cúrcuma fresca es pariente del jengibre. Se parece a este, pero tiene un vibrante tono amarillo. La encontrarás fresca en nuestras recetas para jugos, ya que tiene muchos beneficios... entre ellos ayuda aliviar la artritis, el dolor de estómago, la hinchazón, los resfriados y dolores de cabeza. Se cree que las sustancias químicas en la cúrcuma pueden disminuir la hinchazón y la inflamación.[59]

MEZCLA TODOS LOS INGREDIENTES EN UNA LICUADORA HASTA QUE ESTÉN SUAVES:

- 4 tallos de col rizada
- 1 pepino
- 1 taza de piña
- 2 tallos de apio
- 1 pulgada de cúrcuma

▶ **Almuerzo**

Tartine de hummus con brotes

Un tartine es un sándwich abierto, y esta fabulosa interpretación comienza con hummus y luego con vegetales para un delicioso placer. Se tarda solo dos minutos en hacer, y es fácil de llevar al trabajo cuando tienes prisa.

receta continúa

---

[59] http://www.webmd.com/vitamins-supplements/ingredientmono-662-TURMERIC. aspx?activeIngredientId=662&activeIngredientName=TURMERIC&source=2, accedido el 22 de julio de 2014.

INGREDIENTES:

2 rebanadas de pan vegano y sin gluten

½ aguacate Haas pequeño

2 cdas. de hummus

1 pizca de brotes de alfalfa

4 tomates cherry

1 pizca de paprika

1. Esparce el hummus sobre el pan tostado.
2. Cubre con brotes, rodajas de tomate y aguacate, y termina con una pizca de paprika.

▶ Cena

Sopa de lentejas con aguacate y tomate

INGREDIENTES PARA LA SOPA:

1½ tazas de lentejas verdes secas

6 tazas de agua

1 cda. de aceite de cártamo para alta temperatura (o aceite de canola)

½ cebolla, finamente picada

¼ de cdta. de ajo, picada

½ cda. de comino

½ cdta. de cilantro

¼ de cdta. de cúrcuma

½ cdta. sal marina

1 pizca de pimienta de cayena

INGREDIENTES PARA ACOMPAÑAR:

2 aguacates Haas, picados

3 tomates ciruela, cortados en cubitos

jugo de ½ limón

½ cdta. de perejil, picado

1 pizca de sal marina

receta continúa

1. Mezcla todos los ingredientes para acompañar en un tazón y deja a un lado mientras preparas la sopa de lentejas.
2. Tamiza las lentejas, enjuaga muy bien en un colador, y asegúrate de eliminar las piedras pequeñas en caso de que las haya.
3. Calienta el aceite de cártamo a fuego medio en una cacerola. Agrega la cebolla, el ajo y una pizca de sal, asegurándote de revolver de vez en cuando hasta que la cebolla esté transparente.
4. Agrega los ingredientes restantes de la sopa y hierve.
5. Reduce a fuego lento, tapa y cocina por 45 minutos aprox.
6. Revuelve de vez en cuando para evitar que la sopa se queme o se pegue a la olla.
7. Sirve y decora cuando las lentejas estén suaves y tiernas, y tengan la consistencia deseada.

(4 porciones aprox.)

EJERCICIO:

■ **ENTRENAMIENTO DE RESISTENCIA:** completa los ejercicios descritos en el Capítulo 14.

DÍA 17

UNO CUENTA

■

Seamos realistas: Cuando estás a dieta, ninguna acción te conducirá a la obesidad mórbida. Ninguna acción, ninguna merienda, ninguna dona. ¡No subes 100 libras por comer un pedazo de pastel o una dona! Pero si tu hábito es reunirte todas las tardes con tus colegas en la tienda de donas, ¿qué va a hacer "esa" dona en tu dieta, en tu peso, en tu salud, en tu voluntad?

Es la perpetuación de la acción, y no el primer bocado. No permaneces con sobrepeso por una galleta. No contraes diabetes tipo 2 por un helado. No sufres un ataque al corazón por una hamburguesa con queso.

Pero si nunca le dices que no al primer mordisco, si sigues perpetuando la acción, nunca vas a perder peso, y probablemente lo aumentarás.

Por desgracia, la verdad es que una elección conduce a la siguiente. Las buenas elecciones conducen a más buenas opciones. Las elecciones equivocadas conducen a elecciones más pobres. Te comes una bolsa de papas fritas en la noche y te despiertas sintiéndote hinchado y fatal. También podrías comerte una dona en lugar de beber un batido verde, ¿verdad?

Solo puedes liberarte cuando sales de la rueda del hámster. Cada elección importa, porque cada elección lleva a la siguiente. Si quieres empezar ese viaje de mil millas, no puedes llorar por el tiempo que va a durar: ¡tienes que empezar! ¡Tienes que dar el primer paso! Cada elección es un paso hacia el futuro. ¿Qué clase de futuro es el que quieres asegurar para ti?

Así que estira los pies. Anda a la barra de ensaladas. Toma otra ruta a tu casa cuando termines de cenar para no pasar por esa panadería si no puedes conducir sin dejar de estacionarte allí. Mantén las galletas fuera de la despensa si no puedes dejar de comerlas cuando llegas a casa.

Tu viaje comenzó con un paso, y cada paso posterior te lleva hacia adelante o hacia atrás.

¡Sigue moviendo esos pies hacia adelante!

MENÚ DEL DÍA 17

▶ Desayuno

Tartine de hummus, tomate y aguacate

Este tartine está cubierto con frutas para un delicioso desayuno. Sí, has leído bien. Al igual que los tomates, los aguacates son a menudo tratados como un vegetal, pero realmente son una fruta. De cualquier manera, los aguacates proporcionan cerca de 20 nutrientes esenciales para tu dieta, como potasio, vitamina E, vitaminas B y ácido fólico. También pueden ayudar a mejorar la calidad de tu nutrición, pues te ayudan a absorber más nutrientes solubles en grasa, como el alfa, el beta-caroteno y la luteína.[60]

INGREDIENTES:

- 2 rebanadas de pan vegano y sin gluten
- ½ aguacate Haas pequeño
- 2 cdas. de hummus
- 4 tomates cherry
- 1 pizca de paprika

1. Esparce el hummus en el pan tostado.
2. Cubre con rodajas de tomate y aguacate y rocía con una pizca de pimentón.

▶ Almuerzo

Mezcla de frijoles con boniato

¡Otra rica y satisfactoria creación con boniatos! Los boniatos son una gran opción para casi todas las coberturas. Elige cualquier combinación de granos ricos en nutrientes que tengas a mano, o prueba mi combinación favorita: frijoles blancos y frijoles colorados.

receta continúa

---

[60] http://www.californiaavocado.com/nutrition/, accedido el 22 de julio de 2014.

17

INGREDIENTES:

1 boniato

1 taza de mezcla de frijoles (½ taza de frijoles blancos y ½ taza de frijoles colorados, o de cualquier variedad o combinación).

½ cebolla pequeña picada

1 diente de ajo picado

1 pizca de sal

½ cdta. de orégano

1 cdta. de comino

1½ cdas. de vinagre balsámico

1 pizca de pimienta negra molida

1. Remoja los frijoles desde la noche anterior. Escurre, enjuaga y desecha el agua.
2. Vierte los frijoles, 4 tazas de agua, la cebolla, el ajo, el orégano y el comino en una olla mediana y hierva, y luego cocina a fuego lento por 45 minutos.
3. Añade el vinagre, la sal y la pimienta molida cuando los frijoles estén tiernos.
4. Precalienta el horno a 450°F.
5. Lava el boniato con agua corriente y seca.
6. Haz unos cuantos agujeros alrededor del boniato y coloca en una hoja de papel pergamino.
7. Hornea el boniato por 30 minutos, dale vuelta y hornea por otros 20.
8. Retira el boniato del horno y corta por la mitad cuando se haya enfriado un poco.
9. Cubre con frijoles negros y acompaña con tomate y aguacate.

▶ **Cena**

Ensalada de alcachofa, tomate y aguacate

INGREDIENTES:

1 caja de tomates uva

1 aguacate Haas

1 lata de corazones de alcachofa sin BPA

1 limón

2 cdas. de aceitunas Kalamata

1 pizca de paprika

1. Corta los tomates en cuartos, la alcachofa en rebanadas, pela el aguacate y corta en trozos de igual tamaño.
2. Añade las aceitunas y el jugo de limón, y mezcla suavemente.
3. Coloca en un tazón para servir y cubre con paprika.

EJERCICIO:

■ **CARDIO:** haz 30 a 45 minutos de cardio de tu elección (ejemplos descritos en el Capítulo 14), seguido por 10 a 15 minutos de estiramiento.

DÍA 18

NIEGA LA NEGACIÓN

◾

Cada vez que hablo con personas que tienen sobrepeso, oigo lo siguiente:

"No sé por qué no estoy perdiendo peso. Escasamente como alguna cosa".

"¿Por qué no estoy viendo los beneficios? Soy mayoritariamente vegana".

"Comí una ensalada al almuerzo y un sofrito en la cena. ¡Ni siquiera desayuno!".

"Es mi tiroides".

"Son mis hormonas".

Lo que realmente están diciendo es: "Estoy en estado de negación".

Tengo un amigo que siempre se quejaba de sus problemas digestivos. Le dolía el estómago, y siempre se sentía incómodo, especialmente después de las comidas. Y siempre le digo, "Deberías alimentarte a base de plantas". Es algo a lo que animo, especialmente a las personas que amo. No quiero que mi amigo sufra; quiero que esté lo mejor posible.

Cuando indago más profundo y le pregunto sobre sus comidas "casi veganas", la verdad aflora.

—¿Comes queso?

—Oh, sí, me encanta el queso.

—Es uno de los mayores perturbadores de tu sistema digestivo.

—Ooh, tengo debilidad por el queso. Sí, como mucho queso.

—¿Dirías que comes queso todos los días?

—Oh, sí, fácilmente todos los días. Probablemente un par de veces al día.

—No eres casi vegano.

¡Reconocer que estás en estado de negación es un paso crucial! Tienes que reconocer que tus hábitos tal vez no sean exactamente lo que piensas que son, si no estás consiguiendo los resultados que deseas. Así que tienes que tomar conciencia de lo que le estás dando a tu cuerpo, y poner los alimentos adecuados en tu plato en las cantidades correctas.

¡Negar la negación! ¡Ten cuidado!

MENÚ DEL DÍA 18

▶ **Desayuno**

Jugo respiración

Recientemente, los investigadores han comenzado a prestar atención a los pepinos, ya que contienen ciertos lignanos que están asociados con un menor riesgo de enfermedad cardiovascular, así como un menor riesgo de cáncer de mama, de útero, de ovario y de próstata. El pepino fresco puede ayudar a tu cuerpo a combatir los radicales libres y la inflamación, y es probable que también sea beneficioso para tus antioxidantes. Y este vegetal bajo en calorías es una gran fuente de vitamina C, beta-caroteno, y manganeso.[61]

- 4 tallos de apio
- 1 pepino grande
- 2 limones (pelados)
- 1 puñado de espinacas

▶ **Almuerzo**

Sándwich de garbanzo

INGREDIENTES:

- 2 rebanadas de pan vegano sin gluten
- 1 lata de garbanzos sin BPA
- ¼ de taza de apio (picado)
- ¼ de taza de zanahorias (ralladas)
- 2 cdas. de mayonesa de canola
- 1 cda. de mostaza de grano entero
- 1 lechuga romana (cabeza)
- 1 tomate pequeño
- 1 pizca de pimienta molida

---

[61] http://www.whfoods.com/genpage.php?tname=foodspice&dbid=42, accedido el 22 de julio de 2014.

1. Vierte los garbanzos, la mayonesa y la mostaza en un procesador de alimentos. Pulsa un par de veces hasta mezclar bien, pero sin triturar en exceso.
2. Transfiere a un tazón y mezcla con el apio y las zanahorias.
3. Coloca la lechuga sobre el pan tostado y agrega la pasta de garbanzos.
4. Añade el tomate y termina con una pizca de pimienta.

▶ **Cena**

Tabulé de quinua

INGREDIENTES:

▲ 1 taza de quinua

½ limón

1 diente de ajo picado

1 pizca de pimienta molida

1 pepino picado

1 caja de tomates cherry, (½ pinta), partidos en cuatro

1 pizca de perejil

1 cebollín picado

1 pizca de sal

1. Enjuaga una taza de quinua en un colador fino, escurre, y transfiere a una olla mediana.
2. Agrega 2 tazas de agua y una pizca de sal. Hierve y cocina a fuego lento hasta que el agua se absorba y la quinua esté esponjosa (de 15 a 20 min).
3. Mientras tanto, mezcla todos los ingredientes en un tazón.
4. Deja enfriar la quinua. A continuación, añade la mezcla, revuelve, y cubre con el jugo de limón, la sal y la pimienta.

EJERCICIO:

■ **ENTRENAMIENTO DE RESISTENCIA:** completa los ejercicios descritos en el Capítulo 14.

DÍA 19

EMPODÉRATE A TI MISMO Y A OTROS

■

Todo el trabajo que has hecho en los últimos 18 días, toda la fuerza de voluntad a la que vas a apelar esta semana, tendrán algunos resultados sorprendentes para ti y para las personas que te rodean.

Imagina que estás cenando con unas amigas y el mesero se acerca, y te dice: "¿Puedo ofrecerle un postre?". Y luego miras a tu amiga y le dices: "¿Qué piensas?". Y tu amiga responde: "No, estoy bien". Y tú dices: "Yo también". Es fácil. Tu amiga acaba de hacer que sea fácil para ti rechazar el postre. Pero si tu amiga hubiera dicho: "Quiero un pastel doble de chocolate", es probable que estuvieras de acuerdo en compartirlo.

¡Debido a que todos nos afectamos mutuamente! La investigación ha demostrado que las personas que tienen amigos con sobrepeso tienden a ser más pesados. Si estás más en forma, les mostrarás a tus amigos que es posible. Darás un ejemplo positivo al tomar las medidas para mejorar tu propia salud. Al empoderarte a ti mismo, empoderarás a otros.

Cuando comiences a hacer cambios positivos, y tus amigas vean tus beneficios, observen la nueva luz en tus ojos y el brío en tu paso, saltarán a bordo. Te dirán: "¡Dime cómo hacerlo!".

Esto es porque todos nos afectamos mutuamente. ¡Cuidado! Aunque muchas personas que hacen dieta quisieran tener más apoyo de la comunidad, si puedes tomar decisiones inspiradoras, incluso si tus amigos y familiares no suben a bordo el Día Uno, pocas semanas después todos dirán: "Espera, ¿estás haciendo esto? Quiero hacerlo contigo".

Al cambiar tus propios hábitos, tus acciones conscientes tendrán efectos profundos en ti, así como en tus amigos y en la gente a la que más quieres.

MENÚ DEL DÍA 19

▶ **Desayuno**

Jugo de naranja feliz

Las naranjas tienen un perfil de salud que incluye un valor de casi el requerimiento diario de vitamina C en una sola porción, con beneficios para los resfriados y las enfermedades cardiovasculares, y el potencial para reducir el colesterol, proteger la salud respiratoria, y contra la artritis reumatoide.[62]

> 1 pomelo pelado
> 2 naranjas peladas
> 1 limón
> ½ pulgada de jengibre

▶ **Almuerzo**

Tazón con arroz integral y col rizada

INGREDIENTES:

> 1 taza de arroz integral
> col rizada
> vegetales de su elección

1. Enjuaga el arroz integral bajo el agua por 30 segundos.
2. Coloca el arroz en una olla con 2 tazas de agua. Hierve, cubre y cocina a fuego lento por 40 minutos, o hasta que el líquido se haya absorbido y el arroz esté suave.
3. Coloca el arroz en un plato con col rizada y cubre con vegetales crudos de tu elección (brócoli, pepino, tomates, zanahorias, etc.).
4. Utiliza jugo de limón/lima como aderezo, o mezcla 2 cdas. de vinagre balsámico con 1 cda. de mostaza y una pizca de pimienta para una vinagreta balsámica casera.

---

[62] http://www.whfoods.com/genpage.php?tname=foodspice&dbid=37, accedido el 23 de julio de 2014.

► **Cena**

Curry de vegetales

INGREDIENTES:

4 tazas de vegetales mixtos (cualquier combinación, o pruebe brócoli, col rizada, pimientos, coliflor y espinaca en porciones iguales)

1 cebolla, finamente picada

2 dientes de ajo, picados

1 cda. de jengibre fresco, rallado

2 cdtas. de curry

1 pizca de sal

1 lata de leche de coco

1. Saltea las cebollas, el ajo y el jengibre en una cucharada tamaño de una moneda de aceite de canola a fuego medio y por 2 minutos en una sartén grande.
2. Añade los demás ingredientes y cocina a fuego lento hasta que la salsa espese y los vegetales estén tiernos.

EJERCICIO:

■ **CARDIO:** haz 30 a 45 minutos de cardio de tu elección (ejemplos descritos en el Capítulo 14), seguido por 10 a 15 minutos de estiramiento.

BUENA ENERGÍA POR DENTRO, BUENA ENERGÍA POR FUERA

A estas alturas ya debes estar sintiendo los cambios derivados de comer frutas, vegetales y granos, todos esos alimentos llenos de la vida que nos ofrece la tierra. Cuando las plantas crecen, el sol brilla, la energía se absorbe en el aire y a través del suelo, y la química de la naturaleza convierte la luz en alimentos que te dan energía pura, natural y curativa que cambiará la forma en que vives.

Cuando comes carne, estás consumiendo una energía que probablemente fue criada y sacrificada de una manera poco menos que humana. Las imágenes de animales criados en factorías es deprimente y desconcertante; ¿cómo puedes sentirte mejor cuando tu energía proviene de un lugar tan horrible?

Comer plantas también es mejor para el planeta en el que vives. El cambio climático ha sido relacionado con el consumo de carne por muchas organizaciones ambientales prestigiosas. De acuerdo con el Fondo de Defensa del Ambiente, si todos los estadounidenses se saltaran una comida de pollo a la semana y la sustituyeran por alimentos vegetarianos, el ahorro de dióxido de carbono sería igual que sacar 500.000 autos de las carreteras estadounidenses. Un pequeño cambio produce grandes resultados, en tu cuerpo y a lo largo y ancho del planeta. ¡Ahora, eso es buen "car-ma"!

En muchos niveles, la elección del bienestar y del hábito consciente de comer plantas en lugar de llenar inconscientemente tu casa y tu plato con alimentos procesados que conducen a enfermedades, el reajuste es lo que influirá en *todo*. El efecto dominó de energizar tu cuerpo con la energía adecuada, en forma de plantas, es totalmente increíble.

MENÚ DEL DÍA 20

▶ **Desayuno**

Jugo verde y magro

Mezcla todos los ingredientes en una licuadora hasta que estén suaves:

    4 tallos de col rizada
    1 puñado de espinacas
    1 banano congelado
    2 manzanas verdes
    jugo de 1 limón

▶ **Almuerzo**

Ensalada de quinua con lentejas

INGREDIENTES:

▲ 1 taza de quinua
    1 taza de lentejas
    ½ cdta. de sal marina fina
    1 cda. de comino
    1 cda. de cilantro
    1 zanahoria grande
    1 pizca de pimienta negra molida
    1 puñado de espinacas

1. Enjuaga una taza de quinua en un colador fino, escurre, y transfiere a una olla mediana.

2. Agrega 2 tazas de agua y una pizca de sal. Hierve y cocina a fuego lento hasta que el agua se absorba y la quinua esté esponjosa (de 15 a 20 min).

3. Enjuaga una taza de lentejas y transfiere a una olla mediana.

4. Agrega 2 tazas de agua, 1 cda. de comino, 1 cda. de cilantro, 1 zanahoria grande (picada), una pizca de pimienta negra molida

5. Hierve y cocina a fuego lento por 20 a 30 minutos. Añade agua si es necesario para asegurarte de que las lentejas estén escasamente cubiertas.

6. Sirve la quinua sobre una cama de espinacas y agrega las lentejas.

▶ **Cena**

Berenjena al horno con pico de gallo

INGREDIENTES PARA LA BERENJENA:

1 berenjena grande

4 cdas. de aceite de oliva (para cubrir la berenjena)

sal marina, al gusto

INGREDIENTES PARA EL PICO DE GALLO:

1 aguacate Haas, en cuartos, sin semilla, pelado y picado

2 tomates medianos, cortados en cubitos

1 cebolla pequeña, picada

½ jalapeño, sin semillas y picado

jugo de 2 limas

1 diente de ajo, picado

¼ de taza de perejil picado (puede reemplazar por cilantro)

pimienta negra molida, al gusto

sal marina, al gusto

1. Precalienta el horno a 450°F.
2. Lava y pela la piel de la berenjena, luego corta en rodajas de media pulgada.
3. Unta ligeramente cada rebanada con aceite de oliva por ambos lados y espolvorea con sal marina.
4. Coloca en una bandeja para hornear y hornea de 8 a 10 minutos aprox. por cada lado.
5. Prepara el pico de gallo añadiendo todos los ingredientes en un tazón y revolviendo con suavidad.
6. Cuando la berenjena esté cocinada, sirve, agrega pico de gallo a cada rebanada ¡y disfruta!

EJERCICIO:

■ **ENTRENAMIENTO DE RESISTENCIA:** completa los ejercicios descritos en el Capítulo 14.

DÍA 21

COSECHA LOS BENEFICIOS

■

Has estado comiendo plantas durante tres semanas, ¡lo que significa que te estás dando todo lo que necesitas para verte y sentirte lo mejor posible! Cuando te levantas por la mañana, tienes un poco más de energía. Tu almuerzo ya no te hace dormir. La ropa que pensabas que nunca te pondrías está empezando a quedarte bien de nuevo. Puede que incluso te hayas convertido en la persona que le habla a otras acerca de los valores de un estilo de vida a base de plantas... y ¿adivina qué? ¡Ellas te están escuchando! ¿Por qué? Porque ven los cambios en ti. La forma en que resplandeces. La forma en que brillan tus ojos. La forma en que tienes un poco más de entusiasmo, un poco más de confianza, un poco más de energía.

Debido a que la manera en que vivimos queda escrita en todas nuestras caras. Antes, en tu vida anterior, cuando comías refrigerios procesados y salados sin darte cuenta, y comida para llevar repleta de glutamato monosódico, probablemente te acostumbraste a despertar con los ojos hinchados por todo el sodio. Bueno, estos días, en lugar de consumir los ingredientes para una piel de aspecto triste, te has estado dando a ti misma toda la nutrición equilibrada que necesitas para verte con los ojos brillantes y sentirte lista para ponerte en marcha.

Tu piel debería estar mostrando ese brillo, porque suprimir productos de origen animal también significa eliminar gran parte de tus grasas saturadas, que son conocidas por obstruir los poros de la piel. Además, muchas de las vitaminas y minerales que tienen las frutas y los vegetales contribuyen a una piel sana. El licopeno de los tomates, por ejemplo, ayuda a proteger la piel del daño solar, y la vitamina C de los boniatos suaviza las arrugas, estimulando la producción de colágeno.

Si te encanta la piel que tienes ahora, desde tu personalidad nueva y más delgada al resplandor en tu cara, sigue comiendo plantas y cuidándote lo mejor que puedas, por dentro y por fuera.

21

MENÚ DEL DÍA 21

▶ **Desayuno**

Bruschetta de aguacate

Así es; ¡bruschetta al desayuno!

INGREDIENTES:

1 tomate mediano, finamente picado

⅓ de aguacate Haas, finamente picado

⅓ de cebolla pequeña, cortada en cubitos

1 diente de ajo picado

2 cdas. de jugo de limón

2 cdas. de aceite de oliva extra virgen

1 cda. de vinagre balsámico

1 hoja de albahaca fresca picada (o 1 pizca de albahaca seca)

sal marina, al gusto

pimienta negra molida, al gusto

2 rebanadas de pan tostado vegano y sin gluten (ver receta anterior)

1. Mezcla el tomate, el aguacate, la cebolla, el ajo, el jugo de limón, el aceite, el vinagre, la albahaca, la sal y la pimienta en un tazón.
2. Tuesta el pan, agrega los tomates, ¡y sirve! (Para 1 a 2 porciones).

▶ **Almuerzo**

Tacos de nueces de nogal crudas

¡Otra oportunidad para hacer de esta receta la tuya propia utilizando cualquier combinación de frutos secos!

INGREDIENTES DE LA CARNE PARA TACOS:

2 tazas de nueces

2 cabezas de lechuga romana

1½ cdas. de comino

1 cda. de cilantro

2 cdas. de vinagre balsámico

1 cda. de aminos de coco

1 pizca de paprika

1 pizca de ajo en polvo

1 pizca de pimienta negra molida

INGREDIENTES PARA ACOMPAÑAR:

2 aguacates Haas

½ pinta de tomates cherry (1 paquete pequeño)

½ cda. de hojuelas de perejil seco

1 pizca de pimienta negra molida

1 pizca de sal marina

1 lima

1. Lava y escurre bien la lechuga y los tomates en un colador o en papel toalla y deja a un lado mientras preparas los ingredientes restantes.
2. Combina todos los ingredientes de los tacos en un procesador de alimentos.
3. Pulsa varias veces hasta desintegrar, asegurándote de no triturar en exceso.
4. Esparce la carne en hojas de lechuga en 4 porciones iguales.
5. Corta los tomates en mitades.
6. Corta los aguacates por la mitad y retira las semillas. Pela la piel y corte en pequeños trozos regulares.
7. Acompaña la carne de taco con rodajas de aguacate, tomate, perejil, pimienta molida, sal marina, y jugo de limón.

▶ Cena

Ensalada de col rizada con boniato

Haz relucir este plato con ingredientes creativos como arándanos y semillas de calabaza o girasol.

receta continúa

INGREDIENTES:

1 boniato pequeño

1 puñado de col rizada

¼ de taza de arándanos secos

¼ de taza de semillas de girasol o de calabaza

1 pizca de sal marina

2 cdas. de vinagre balsámico

1 cda. de mostaza

1. Precalienta el horno a 350ºF.
2. Lava el boniato bajo agua corriente y cocina al vapor hasta que esté tierno.
3. Coloca el boniato en papel pergamino y hornea por 10 minutos, o hasta que los bordes estén crujientes.
4. Pica la col rizada y mezcla con el boniato y su combinación de arándanos y semillas.
5. Bate la mostaza, el vinagre y la sal y rocía por encima.

EJERCICIO:

■ **CARDIO:** haz 30 a 45 minutos de cardio de tu elección (ejemplos descritos en el Capítulo 14), seguido por 10 a 15 minutos de estiramiento.

12

DÍA 22:
EL COMIENZO DE LO MEJOR
DE TU VIDA

¿CÓMO TE SENTISTE CUANDO TE despertaste esta mañana? Te pregunté esto en el día uno, y te lo estoy preguntando de nuevo, porque este es otro tipo de día uno, el primer día de lo mejor de tu vida.

¿Qué tanto mejor te sentiste en tu cuerpo de lo que lo hacías antes de iniciar el programa?

¿Qué tanto más fuerte, más vital, más vivo?

Has estado ahí todos los días y te has entregado con todo tu ser. Has dado los pasos que necesitabas para ver realmente tus hábitos, negar tu negación, y crear hábitos nuevos y más fuertes que te dan vida y salud.

¡Felicitaciones! Estoy muy orgulloso de ti, y espero que estés orgullosa de ti. Hoy, me gustaría pensar cómo podrías hacer que algunos de estos hábitos fueran permanentes y duraderos. Y no se trata de vivir en una "dieta". Mantener una buena salud y un peso permanente consiste en cambiar tu forma de pensar acerca de los alimentos que comes. ¡Olvídate de la privación! Date a ti mismo los alimentos que realmente necesitas, en cada comida y todos los días. Esto no se trata del resto de tu vida. Se trata de lo mejor de tu vida.

22

MENÚ DEL DÍA 22

▶ **Desayuno**

Batido de Popeye

MEZCLA LOS SIGUIENTES INGREDIENTES HASTA QUE ESTÉN SUAVES:

- 1 puñado de espinaca
- 1 banano congelado
- 1 cda. de mantequilla de almendras
- 2 cucharadas de proteína en polvo 22 Days
- 2 tazas de leche de almendras

▶ **Almuerzo**

Ensalada de calabacín, zanahoria y pepino crudo

INGREDIENTES:

- 1 calabacín
- 1 zanahoria
- 1 pepino
- 1 cda. de tahini
- 3 cdas. de jugo de limón
- 1 pizca de sal marina
- 1 pizca de semillas de ajonjolí

1. Corta el calabacín, la zanahoria y el pepino en espiral.
2. Combina el tahini, el jugo de limón y la sal marina.
3. Mezcla los vegetales cortados con el aderezo en un tazón.
4. Sirve y termina con semillas de ajonjolí.

► **Cena**

Ensalada de lentejas beluga

INGREDIENTES:

1 taza de lentejas beluga

1 chalote

1 cda.de jugo de limón

1 cdta. de vinagre de sidra de manzana

1 cdta. de sal marina

½ cda. de cilantro

½ cda. de comino

1 cda. de alcaparras

2 cdas. de pimiento rojo, cortado en cubitos

1 puñado de hojas frescas

1. Enjuaga las lentejas y vierte en una olla con 2 tazas de agua, sal marina, el cilantro y el comino. Hierve y cocina a fuego lento hasta alcanzar la textura deseada (de 15 a 20 min).

2. Combina las lentejas con limón, alcaparras, chalote y pimiento en un tazón.

3. Vierte lentejas sobre una cama de vegetales y cubre con el jugo de limón y el vinagre.

EJERCICIO:

■ **ENTRENAMIENTO DE RESISTENCIA:** completa los ejercicios descritos en el Capítulo 14.

MANTÉN TU REVOLUCIÓN

Lo has logrado, y si quieres seguir acumulando esos beneficios, sigue así. Incluso si no sigues los menús con precisión, has desarrollado un conjunto de habilidades que te pueden ayudar a seguir comiendo bien. Aprendiste a hacer de las plantas un hábito. Desarrollaste atención a la consistencia. Manifestaste un sentido de conciencia. Aprendiste a comer con moderación.

¿Y ahora qué?

- Continúa comiendo plantas, si lo que estás comiendo no puede ir mal, ¡no dejes de comerlo!
- Utiliza los deslices como experiencias de aprendizaje en lugar de invitaciones para seguir cometiendo deslices.
- Desayuna, almuerza y cena en lugar de comer por razones emocionales.
- Préstale atención a la comida comiendo sentada y despacio.
- Mantén tu casa abastecida con frutas y vegetales frescos en lugar de alimentos procesados y al por mayor.
- Prepara tus comidas y refrigerios con antelación para asegurarte de que los alimentos saludables estén tan rápido como las "comidas rápidas".
- Come bien cuando te levantes por la mañana, y no justo antes de irte a dormir por la noche.
- ¡Sigue usando el libro de cocina de La revolución de 22 días en la siguiente sección para preparar platos sabrosos y tentadores que tú y todos tus seres queridos puedan disfrutar, ¡y prosperar con ellos!
- Recuerda que las calorías del alcohol son calorías vacías, así que elige sabiamente. Si vas a reintroducir el vino, hazlo con moderación y comprende que afecta tu peso y tu salud.

CUARTA PARTE

POTENCIA TU REVOLUCIÓN:

Haz que el programa funcione para ti

■

13

MANEJA LOS CAMBIOS CON GRACIA

LOS CAMBIOS NO SON FÁCILES. ¡Nadie dijo que lo eran! Si quieres hacer un cambio real y obtener beneficios reales, tienes que seguir el programa en tiempo real. Y eso incluye todo tipo de desafíos: los que vienen de adentro, los que vienen de tu entorno físico, y los que vienen de lo que hacen tus amigos y familiares.

¡Estoy aquí para decirte que es posible! Puedes ir a fiestas. Puedes ir a restaurantes. Puedes aprender a utilizar los retos como oportunidades para aprender, ¡incluso si tienes un desliz! Cada comida es una oportunidad para comer plantas. Cada experiencia es una oportunidad para aprender de modo que puedas tomar mejores decisiones de manera lenta, cuidadosa y expresa, que te llevarán exactamente adonde quieres estar.

FIESTAS A BASE DE PLANTAS

Tan pronto decides hacer un cambio, bajar de peso y recuperar la salud, ya sabes lo que pasa: empiezas a recibir invitaciones para diez bar mitzvah, dos bodas y un cumpleaños. O llegan las vacaciones. Las celebraciones surgen justo cuando has tomado tu decisión de hacer un cambio. Simplemente, la vida es así. Y yo le digo a la gente: "¿Sabes qué? Tu voluntad está siendo probada".

¡Tienes que comprometerte de lleno con el programa sin importar los eventos de tu calendario social! Los eventos consisten en personas que celebran sus vidas. ¿Por qué la celebración de otra persona debería descarrilar tus cuidadosos planes para cambiar y crecer? ¡Nadie quiere eso! Y no tienes que hacer una elección: puedes ir a fiestas y disfrutar todo el tiempo mientras te programas para el éxito.

Ir a fiestas y ser fiel a tu plan de alimentación a base de plantas consiste en la estrategia, al igual que la mayoría de las cosas. Si estás invitada a una boda o a una cena en la que habrá un exceso de alimentos tentadores, ¡no vayas con hambre! Come un refrigerio saludable en tu casa para estar preparada. Cuando llegues, mira alrededor, ve cuáles alimentos saludables están disponibles, y cómelos.

¡Y recuerda! No estás allí por la comida. Estás allí por la gente, para socializar, para bailar. Así que anda y pasa un buen rato en la fiesta en vez de comer.

Si vas a un evento más informal a la casa de una amiga, llama con anticipación para tener una idea del menú. Y ofrece llevar un plato saludable que sabes que está en línea con tu nueva dieta a base de plantas.

Cuando llegas a la fiesta con tu plato de hummus y vegetales, mantén tus ojos en él. Cuando lo dejes en la mesa, la gente lo comerá más rápido de lo que comen papas fritas. La gente quiere una excusa para comer saludable. Lo único que quieren es que esté a mano.

LLEVA LA REVOLUCIÓN A LOS RESTAURANTES

Puedes llevar comida para compartir en casa de un amigo... pero los restaurantes prefieren que elijas algo del menú. Si vas a comer por fuera, hay algunas cosas simples que puedes hacer para asegurarte de que tu comida te hará sentir genial y no fatal.

Llama con anticipación o revisa el menú en línea de modo que puedas obtener respuesta a tus preguntas antes de llegar.

- ¡No vayas si tienes mucha hambre! Pedir con hambre conduce a esa horrible sensación de llenura excesiva.
- Busca alimentos saludables y limpios. Alimentos elaborados con vegetales, lo más cercanos a la tierra como sea posible:

ensaladas frescas, acompañamientos de vegetales cocinados ligeramente o al vapor, sopas de vegetales, arroz integral.

- Pide el aderezo para la ensalada por separado y agrégalo al gusto, o pide aceite y vinagre y añádelo tú mismo.
- Evita la harina blanca y el azúcar blanco.
- Dile no a los alimentos fritos.
- Pide fruta fresca para el postre.

CADA DESLIZ ES UNA OPORTUNIDAD PARA APRENDER

¿Has caminado alguna vez por la acera y de repente, tu pie se atasca en el borde de una grieta y tropiezas un poco hacia adelante? Sólo porque tropezaste no te tiras al suelo. Dices: "Guau". Y miras alrededor para ver si alguien está mirando; rara vez alguien lo hace, y piensas, *Me siento tonta, pero estoy bien*. Y sigues caminando. ¡Era sólo un pequeño bache!

Lo mismo se aplica para las dietas. Si metes la pata, si tu voluntad vacila por un momento, te sacudes y sigues adelante con tu plan.

La vida no es *un reality* de televisión, donde estás secuestrado en un rancho, y te dan con la mano alimentos nutritivos como a un pajarito. La vida es como un *bufet*, donde comes todo lo que puedas y tienes que aprender a mantener las manos en los bolsillos si no puedes mantenerlas alejadas de la torta.

Si quieres tener éxito realmente en el programa, desde los 22 días a cada uno de los días, tienes que estar dispuesto a vivir en el mundo real, donde los desafíos abundan porque la comida poco saludable también abunda. Es seguro que tendrás deslices, y cuando los tengas, úsalos a tu favor, no los desaproveches.

Un desliz es como una oportunidad para aprender algo acerca de ti, de lo que desencadena en ti, y para que puedas afinar tus estrategias para el éxito. ¡Así que es un llamado cercano! Si estuviste a un paso de comer *brownies*, si vuelves cinco veces pero no los tocas, ¡Felicitaciones! Todavía tienes que pensar en lo que provocó ese llamado y cómo puedes evitarlo la próxima vez.

Cuando sepas cómo manejar todas estas situaciones, cuando sepas cómo sortear estos obstáculos que la vida te depara, es cuando realmente puedes encontrar el éxito. Encontrarás el éxito cuando realmente puedas sortear los obstáculos.

DATE LAS RECOMPENSAS ADECUADAS

Por supuesto, sortear los obstáculos no solo sucede cuando sales. A veces consiste en lo que sucede cuando llegas a casa.

Tengo un amigo que vive en Los Ángeles, que lo tiene casi todo... en apariencia. Tiene un negocio próspero, un montón de dinero, y una hermosa casa con una vista increíble a la ciudad. Es un hombre que ha logrado cada tipo de éxito, el tipo de hombre al que otras personas envidian, pero debido a nuestra amistad, yo sabía que él se sentía insatisfecho.

Durante veinte años, él había estado luchando con su peso. Esto lo estaba abrumando literalmente. Las cuarenta libras adicionales que tenía lo estaban haciendo sentir miserable, proyectando una sombra sobre todos sus logros. No importaba lo que hiciera, no importaba cuánto peso se las arreglara para perder en una dieta u otra, siempre se encontraba de nuevo en el mismo lugar: con sobrepeso e infeliz.

Lo que comprendimos después de que él reflexionara mucho y de que analizáramos sus hábitos era que él no tenía ningún problema en comer de manera saludable durante el día. Su desayuno y almuerzo eran fantásticos. Pero cuando llegaba a casa por las noches, después de lo que eran generalmente días muy largos y estresantes, él se sentía como si mereciera una recompensa por lo que había soportado durante el día.

Darnos gusto es una cosa muy positiva cuando la recompensa es buena para nosotros. Si él se hubiera complacido a sí mismo saliendo a correr, o con un masaje, todo habría estado bien en su vida. Pero en cambio, él se daba lo que pensaba que era una recompensa: comida. Si se miraba más de cerca, ese *brownie* correoso de cada noche no era realmente una recompensa, porque después de los primeros 30 segundos de placer mientras lo masticaba, aparecían la culpa y el remordimiento.

En primer lugar, se sentía culpable por comer el *brownie*, pues estaba haciendo la única cosa que realmente no quería hacer, que era comer alimentos que estaban afectando su salud y lo hacían sentirse mal consigo mismo. Se encontraba en una situación en la que estaba perpetuando esos sentimientos una y otra vez, y que no quería sentir.

Hablamos de su situación.

—¿Por qué haces eso?

—Bueno, tengo hambre.

—No estás realmente hambriento. Vienes a casa y no quieres irte directamente a la cama.

Lo que comprendimos fue que él quería tener tiempo para visualizar su día. Quería repasar todo de nuevo, pensando en lo que había hecho bien, en lo que había hecho mal, y en lo que podría haber hecho mejor. Y entonces él quería descansar y relajarse, sosegarse antes de irse a la cama. Para hacer esto, recurría a la comida, algo que lo estaba saboteando por completo.

—¿Por qué no buscas una mejor manera de hacer eso? ¿Por qué no lees un buen libro? ¿Por qué no buscas un pequeño lugar en tu casa y meditas? ¿Por qué no examinas tus pensamientos en silencio? —le sugerí.

Y realmente me escuchó. Dijo:

—Ya sabes, nunca lo pensé de esa manera. Tienes razón. No estoy realmente hambriento. Ni siquiera sé por qué estoy comiendo. La mitad del tiempo no sé ni lo que como. Si me preguntas qué comí anoche, no sabría qué decirte.

—Así es como sabes que no es una recompensa —señalé.

¡Las recompensas son especiales! ¡Las recompensas son algo que recordamos! Si puedes olvidar lo que comiste, no es realmente una recompensa.

Lo que mi amigo comprendió era que necesitaba darse un mejor gusto, algo que realmente lo recompensara en vez de castigarlo. Necesitaba un mejor ritual cuando llegara a casa.

Después de una larga conversación, decidió que en vez de comer para relajarse, se daría a sí mismo lo que necesitaba: más horas de sueño. Así que cuando llegaba a su casa, en lugar de comer, se lavaba la cara, se miraba en el espejo y decía: "Lo hice. Otro gran día". Y luego se iba a la cama.

Una semana más tarde, me llamó muy emocionado, y me dijo que eso estaba funcionando. Por fin se había dado a sí mismo la recompensa adecuada y, al final, él sabía que era la recompensa adecuada porque había funcionado. Lo hizo sentirse increíble. Y eso es lo que se supone que debe hacer una recompensa.

Así que mientras miras más de cerca tus hábitos, tu sistema de recompensas, las formas en que reaccionas al estrés o a un largo día, o tu manera de celebrar, asegúrate de que estás eligiendo recompensas que realmente sean recompensas. ¡Porque una recompensa debe hacerte sentir *genial!*

14

LA REVOLUCIÓN DEL ACONDICIONAMIENTO FÍSICO

CUANDO YO ERA UN NIÑO, mi tío Paul estaba realmente en forma. Era policía, y también el hombre más musculoso que yo conocía, con unos bíceps de monstruo. También fue el primer hombre que vi levantar pesas, lo que me enseñó la lección muy importante de que lo que haces y cómo se ve tu cuerpo están relacionadas. ¡Su estado físico fue muy inspirador para mí! Y él hizo más que inspirarme: me dio un lugar para ejercitarme, y luego de animarme a que me uniera al programa para jóvenes de la policía local, lo que significaba que cuando tuve la edad suficiente, pude ir a ese gimnasio. ¡Él me dio la inspiración y me dio las herramientas! Eso hizo toda la diferencia para mí.

Cuando crecí, fue tan importante para mí ser un modelo a seguir para mis hijos como mi tío lo era para mí. Porque así es como funcionan las cosas. Todo lo que sabemos, lo aprendemos en algún lugar. Mientras más conscientes podamos ser sobre quiénes son nuestros modelos a seguir, o los tipos de modelos que queremos ser, más claras serán nuestras prioridades.

¿Hay alguien en tu vida que te haya inspirado para crecer, aprender y convertirte en la persona increíble que eres? ¿Hay alguien en tu vida de quien te sentirías orgullosa y honrada de inspirar?

Hay algo acerca de observar a alguien conocido adquirir una forma diferente que nos recuerda que nuestros hábitos tienen consecuencias reales. Si has sido una persona que experimenta los efectos secundarios de unos hábitos que no quieres, como el peso adicional o el comienzo de una enfermedad que es reversible y prevenible, ¡hazte cargo ahora! Escoge un héroe, o elige ser el héroe de alguien: lo que sea que produzca un fuego en tu alma y te diga que puedes hacer esto.

Yo era muy atlético cuando era joven, y descubrí una buena nutrición a una edad temprana, como ya lo he dicho. Pero también era un chico delgado sin muchos modelos para una buena salud, y ver que mi tío estaba en forma me mostró que era posible. Para mí, el siguiente paso fue encontrar la manera de hacerlo, gracias a un par de libros, así como a la instrucción que me dieron en el gimnasio.

Empecé a hacer abdominales y flexiones. Empecé a usar pesas. Empecé a hacerme más fuerte. ¡Y mis amigos lo notaron!

Recuerdo estar esperando ansiosamente el Desafío del Presidente en la escuela, un desafío anual de acondicionamiento físico en las escuelas de todo el país. Yo tenía mis ojos en el premio: el Premio Presidencial del Acondicionamiento Físico. Y pasaba el año practicando mis flexiones o lagartijas, flexiones en la barra de *pull-ups* y *dips* o extensiones, y mi consistencia daba sus frutos cada año.

No pasó mucho tiempo antes de convertirme en el experto en acondicionamiento entre mis amigos. Les mostraba cómo hacer flexiones, y respondía a las preguntas que los adultos consideraban "arduas" sobre cómo podían bajar de peso.

Este fue mi descubrimiento personal de que me encantaba ser alguien que pudiera compartir mis conocimientos con las personas para poder ayudarles, y resolví aprender tanto como pudiera.

SACA TIEMPO EN LUGAR DE EXCUSAS

¿Sacas tiempo para ejercitarte? ¿O creas una lista de excusas para justificar por qué no puedes o no tienes tiempo? ¡Estar "ocupado" no es una razón para no hacer ejercicio!

Tengo un cliente llamado Frank, un hombre de negocios de cuarenta y tantos años. Después de descuidar su salud y su cuerpo durante varios años, Frank decidió que iba a ensayar una alimentación a base de plantas, porque había visto de primera mano que su hermano había tenido un gran éxito con esto. Frank era el tipo de hombre que vivía para trabajar; dedicaba todo su tiempo y energías a ello. Pronto se hizo claro que Frank creía que si iba al gimnasio o pasaba algún tiempo sin hacer nada placentero para sí mismo durante el día o por la noche, sacrificaría su productividad, y para Frank, la productividad lo era todo.

Solo por esta vez, Frank accedió a dedicarse de lleno. A pesar de que estaba "demasiado ocupado" y necesitaba ser "productivo", prometió que no solo iba a comer plantas, sino que también iba a hacer ejercicio. Y Frank realmente hizo lo que dijo que haría. Se dedicó al 100 por ciento. Se sumergió de lleno y de inmediato comenzó un programa de ejercicios con un entrenador en su gimnasio local.

¿Puedes adivinar lo que pasó? Los resultados se dieron, y Frank quedó enganchado. Para el día veintidós había perdido 15 libras, y se veía y se sentía mejor de lo que lo había hecho en años...

El truco fue que él aprendió que su costumbre de sólo trabajar y no hacer nada de ejercicio no le estaba dando en realidad la máxima productividad. ¡Frank resultó ser mucho más productivo con una dieta a base de plantas, y con una rutina saludable y activa de ejercicio! Una nueva vida, un nuevo estilo de salud, un negocio más exitoso. Porque el tiempo dedicado a la salud es un tiempo que siempre vale la pena dedicar.

¿POR QUÉ ES IMPORTANTE EL EJERCICIO?

Hay tantas buenas razones para hacer ejercicio que podría pasar todo el día hablándote acerca de ellas. Sólo que no quiero que te sientes aquí para aprender el valor del ejercicio... ¡Quiero que te levantes y que lo hagas! Así que veamos un repaso general de algunos beneficios increíbles, y luego te pondrás tus zapatillas deportivas y saldrás a la calle y al aire fresco para ayudar a tu cuerpo a capitalizar toda la nutrición sorprendente que te has estado dando a ti mismo.

El ejercicio te ayudará a:

■ Perder peso, ganar confianza, sentirte más sexy. Con más energía, ese brillo saludable y mejora en tu estado de ánimo, de repente, todo en ti es más sexy. ¡Y también te sentirás bien contigo misma a medida que tus músculos se vuelvan más proporcionados y sigas perdiendo peso!

- Prevenir la enfermedad y controlar los síntomas. La presión arterial alta, la depresión, los accidentes cerebrovasculares, algunos tipos de cáncer, la artritis: estar en forma contribuye a prevenir una gran cantidad de enfermedades, y puede ayudarte a manejar los síntomas de condiciones que ya tengas.
- Mantener tu corazón sano. Las personas que son más activas o están más en forma contraen menos enfermedades cardíacas... y en caso de tenerlas, lo hacen a una edad más tardía y con menor severidad.[63]
- Ser más feliz. Deshazte del estrés, aumenta tus niveles de endorfinas, alivia la depresión, y date una inyección de confianza: si quieres dejar de fruncir el ceño, ¡empieza a moverte y a ser feliz!
- Relajarte. ¿Quién dice que tienes que recostarte para descansar? El ejercicio puede ser una de las maneras más eficaces y beneficiosas de calmar la mente y el cuerpo, además de ofrecer una serie de otros beneficios que impulsarán totalmente tu revolución. Si estás acostumbrado a relajarte en el sofá, empieza a relajarte en la cinta caminadora, en una clase de yoga o en un paddleboard y mira cuánta energía más tienes todo el día. Cuando haces ejercicio, tu corazón bombea más rápido, tu sangre fluye de manera más eficiente, y una mayor cantidad oxígeno, de vitaminas y minerales que consumes pueden llegar a donde tienen que ir. Y un corazón y unos pulmones más fuertes te mantienen corriendo por las escaleras, sin importar cuántas más te falten por subir, o cuántas bolsas de supermercado llenas de vegetales frescos estés cargando.
- Mantener tus huesos sanos. A medida que envejecemos, podemos perder masa ósea. Hacer mucho ejercicio, especialmente levantar pesas, ayuda a mantener los huesos fuertes para que puedas evitar enfermedades como la osteoporosis.
- Perder peso para siempre. Tu estado físico es el pilar que apoyará tu dieta a base de plantas para que puedas perder peso y mantenerlo a raya. Si estás aquí porque quieres ser más delgada y más esbelta, hacer ejercicio te ayudará a alcanzar tu meta. Si estás aquí porque quieres conservar tu estado físico, el ejercicio puede ayudarte a evitar el aumento de peso. ¡Mientras

---

[63] http://circ.ahajournals.org/content/107/1/e2.full, accedido   el 1 de julio de 2014.

más intensidad tengas, mientras más te desafíes a ti misma, mejores serán tus resultados personales![64]

EL ENTRENAMIENTO DE LA REVOLUCIÓN DE 22 DÍAS

El acondicionamiento cuenta. Si quieres obtener los mejores resultados, presta atención a tu estado físico. Así como las plantas necesitan agua y luz solar para crecer, los seres humanos necesitan un equilibrio saludable para crecer y prosperar: necesitamos los alimentos adecuados y el ejercicio adecuado, y tenemos que trabajar en ambos. Si quieres resultados reales, no puedes hacer solo una cosa: no es la dieta o el ejercicio; es la dieta y el ejercicio. No existe una solución rápida. Cualquier persona que te esté prometiendo una solución rápida o un atajo, te está diciendo algo que no es cierto.

No me importa si utilizas tu peso corporal o el equipo de más alta tecnología en el mundo. He visto a personas transformar sus cuerpos usando un equipo mínimo, y he visto a personas trabajar con equipos de tecnología de punta y siguen siendo las mismas a lo largo de los años... *El verdadero éxito requiere de trabajo duro de verdad.* ¡La clave del éxito es la constancia!

LA RUTINA DE EJERCICIOS DE LOS 22 DÍAS

CARDIO: Los días impares son para cardio.

- Haz 30 a 45 minutos de cardio seguido de 10 a 15 minutos de estiramientos.

ENTRENAMIENTO DE RESISTENCIA: Los días pares son para el entrenamiento de resistencia.

- *Principiantes:* 10 repeticiones de ejercicios 1–7 (3x)

---

[64] http://www.mayoclinic.org/healthy-living/fitness/in-depth/exercise/art-20048389, accedido el 24 de junio de 2014.

- *Intermedios:* 15 repeticiones de ejercicios 1–7 (4x)
- *Avanzados:* 25 repeticiones de ejercicios 1–7 (4x)
- *Desafío personal:* 100 burpees, 200 sentadillas, 300 flexiones, 4 tablas (de un minuto), todo esto en el menor lapso de tiempo, y luego trata de mejorar tu tiempo la próxima vez que lo intentes.

Cardio

Cuando se trata de cardio, recomiendo por lo menos de 30 a 45 minutos, tres veces por semana. El cardio aumenta la carga de trabajo del corazón y de los pulmones, haciéndolos más eficientes. Este tipo de entrenamiento reduce el riesgo de enfermedades, mejora la función del corazón, desarrolla pulmones y músculos más fuertes, y en última instancia, podrás ir más y más rápido y con más energía de lo que nunca imaginaste.

Cuando hagas tu cardio, trabaja a un ritmo en el que sería difícil sostener una conversación. El cardio te ayuda a quemar energía, a aumentar tu metabolismo, y a mejorar el funcionamiento del corazón y los pulmones. Al sincronizar tu ritmo para comenzar a sudar, al desafiar a tu corazón y pulmones, sabrás que te estás ejercitando con eficacia.

Algunas maneras eficaces de hacer cardio y pasar un buen rato:

- Caminar
- Trotar
- Correr
- Hacer sprints
- Saltar la cuerda
- Andar en bicicleta
- Nadar
- Remar

Desafío adicional: ¡Revisa tus tiempos! Completar una rutina en un corto período de tiempo es una excelente manera de sentir dolor de verdad y trabajar hacia una meta.

Resistencia

Siempre he sido un aficionado a los ejercicios con pesas, desde mis primeros días en que tenía el objetivo de ganar el Premio Presidencial de Acondicionamiento Físico. Los ejercicios propuestos para tu entrenamiento de resistencia son simples, fáciles de seguir, y no necesitas ningún equipo. ¡Así es! No necesitas un gimnasio. No tienes que salir a comprar equipos especiales y caros. ¡Sólo necesitas la voluntad de cambiar!

Durante los próximos 22 días, vamos a utilizar una rutina simple y de baja tecnología. Mientras haces tus movimientos, presta atención a tu respiración: querrás respirar *durante la parte excéntrica (fácil) del movimiento y exhalar durante la parte concéntrica (difícil).*

Concéntrate en convertir esta serie en un hábito, sin dejar de ser consciente de que estás haciendo lo mejor posible para tu cuerpo y tu salud al ser consistente.

La siguiente es una lista de mis ejercicios favoritos de peso corporal:

1.
BURPEES

Un *burpee* es un ejercicio aeróbico con todo el cuerpo, en el que estás de pie, te pones en cuclillas, haces una flexión, te pones en cuclillas de nuevo y vuelves a estar de pie. Debes hacer esto con un movimiento lo más fluido posible y realmente debería calentarte.

Este movimiento básico se realiza en cuatro pasos:

1. Comienza en posición de pie.

2. Cae en posición en cuclillas y coloca las manos en el suelo.

3. Lleva los pies hacia atrás, manteniendo los brazos extendidos.

4. Ponte de nuevo en cuclillas, con las manos en el suelo.

5. Salta hacia arriba, como tratando de alcanzar el cielo con las manos.

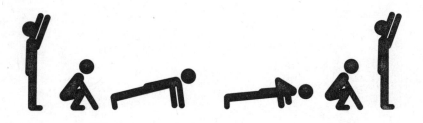

2.
SENTADILLAS SPLIT

Es uno de mis ejercicios favoritos para la parte inferior del cuerpo. Trabaja los cuádriceps, los isquiotibiales, los glúteos, y el tronco. Además, desarrolla equilibrio y estabilidad.

1. Ponte en una postura escalonada con el pie trasero elevado en un banco o caja, y la pierna delantera extendida hacia adelante con el pie firmemente plantado en el suelo.

2. Baja lentamente tu cuerpo (asegurándote de que tu pie delantero esté lo suficientemente adelante para que tu rodilla delantera se mantenga por encima del tobillo en la parte inferior del movimiento) hasta que la cara anterior del muslo quede paralela al suelo.

3. En la parte inferior del movimiento, lleva las caderas hacia delante y hacia arriba a medida que presionas el talón hacia abajo para volver a la posición inicial.

▶ **CONSEJO:** *Mantén la espalda recta durante todo el movimiento.*

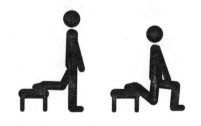

3.
SENTADILLAS

Un ejercicio compuesto, corporal y completo que trabaja principalmente los músculos de los muslos, así como los glúteos, los isquiotibiales, las caderas y el tronco. El movimiento es sencillo, pero debe hacerse correctamente para evitar lesiones y maximizar los resultados. Las sentadillas son increíbles para construir muslos y piernas fuertes. ¡Muévete con un propósito, y no dejes que la gravedad haga el trabajo por ti!

1. Comienza con los pies firmemente plantados a la anchura de los hombros (los brazos deben estar doblados a 90 grados y en la parte frontal del cuerpo durante todo el movimiento).

2. Inhala mientras baja las caderas hasta que tu muslo quede paralelo al suelo, manteniendo la espalda recta.

3. Exhala y lleva las caderas hacia adelante mientras te levantas y regresas a la posición inicial.

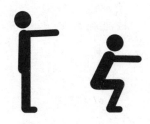

4.

FLEXIONES

Las flexiones son uno de los ejercicios de peso corporal (calisténicos) más comunes, y también se utilizan como un indicador de la condición física en general. Trabajan los músculos del pecho, así como los tríceps, los hombros, el tronco y el serrato anterior, y desarrollan resistencia muscular.

1. Comienza en posición de tabla (las manos y los pies colocados a la anchura de los hombros firmemente en el suelo, y el cuerpo en línea recta).

2. Inhala mientras doblas el codo y te dejas caer hacia abajo hasta tocar el suelo con el pecho (ligeramente).

3. Exhala mientras presionas y levantas la parte superior del cuerpo a la posición inicial.

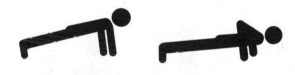

5.
DIPS INVERSOS

Los *dips* inversos han tenido durante mucho tiempo un lugar en los gimnasios de todo el mundo debido a los beneficios de estos movimientos simples. Los músculos que trabajan son los tríceps, los de los hombros, la espalda y el cuello. ¡Los *dips* inversos son maravillosos para definir la parte posterior del brazo y esculpir los hombros!

1. Comienza con los brazos completamente extendidos y las manos firmemente colocadas en un banco detrás de ti.

2. Extiende las piernas delante de ti (o en otro banco para mayor dificultad).

3. Comienza a doblar el codo a medida que bajas el cuerpo más allá del banco hasta que la parte superior del brazo esté paralela al suelo.

4. Aprieta los tríceps y levanta el cuerpo de vuelta a la posición inicial con los brazos completamente extendidos.

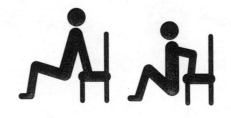

6

TABLAS

Las tablas son ideales para desarrollar los músculos del tronco, además de mejorar el equilibrio y la resistencia muscular.

1. Comienza en una posición de flexión de brazos, con los brazos totalmente extendidos y el cuerpo en línea recta.

2. Mantén la posición (por 30 segundos) flexionando los músculos del tronco y de los brazos.

▶ **MODIFICACIÓN PARA PRINCIPIANTES:** *No duden en ensayar este movimiento con los codos.*

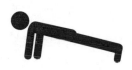

7.
TABLAS LATERALES

La tabla lateral, al igual que la tabla, es ideal para desarrollar los músculos del tronco, con un mayor énfasis en el equilibrio y la resistencia muscular.

1. Acuéstate de lado con las piernas estiradas y totalmente extendidas.

2. Levanta el cuerpo con el brazo más cercano al suelo completamente extendido debajo del hombro.

3. Levanta las caderas para que tu cuerpo forme una línea recta hasta los tobillos.

4. Mantén la posición (por 30 segundos).

5. Repite con el otro lado.

▶ **MODIFICACIÓN PARA PRINCIPIANTES:** *No dudes en ensayar este movimiento con los codos.*

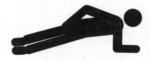

¡Desafíate! ¿Cuánto tiempo tardaste para completar tu rutina? La próxima vez, trata de hacerlo en unos minutos menos. Utilizo esta rutina a menudo con mis clientes, y para aumentar el desafío, ¡uso un cronómetro para hacer que trabajen realmente!

¿Quieres un mayor desafío? Haz 100 burpees, 200 sentadillas, 300 flexiones de pecho, y 4 tablas (de un minuto). ¿Qué tan rápido puedes terminar el reto? ¡Será mejor que lo intentes la próxima vez!

UTILIZA PROTEÍNA VEGETAL PARA DESARROLLAR MÚSCULOS

LA NUTRICIÓN Y EL ACONDICIONAMIENTO físico van de la mano en materia de salud. Los carbohidratos y las grasas proporcionan energía, y si lo que buscas son músculos muy grandes, ¡obtendrás todo lo que necesitas de las proteínas vegetales!

Trabajo con muchas personas que se preocupan por su fuente de proteínas. Confía en mí: una dieta equilibrada y a base de plantas contiene una gran cantidad de proteínas, y es mucho mejor para desarrollar músculos que la proteína animal. Cuando hacemos ejercicio, creamos inflamación en los músculos. Cuando estás en el proceso de recuperación, tu cuerpo quiere reducir esa inflamación para poder acelerar la fase de recuperación.

Comer carne exacerba en realidad la inflamación.[65] Es demasiado exigente con tu cuerpo. Sin embargo, una dieta a base de plantas ayuda a tu cuerpo a reparar sin que se presente inflamación. Un estudio comparó la proteína de suero y la proteína de arroz, y en términos de ganancia de músculos los efectos no fueron diferentes entre utilizar proteína de suero o proteína de arroz.[66]

Si realmente, verdaderamente, quieres desarrollar músculos fuertes y adecuados, debes consumir más alimentos provenientes de las plantas, de modo que puedas reducir al mínimo la inflamación del cuerpo. Porque mientras más rápido minimices la inflamación, más rápida será la recuperación, y más rápido podrás entrenarte de nuevo.

Es por eso que muchos atletas, como los triatletas y los "hombres de hierro" que se inscriben para carreras muy largas y agotadoras, eligen alimentos de origen vegetal como una fuente increíble de máxima potencia en el entrenamiento.

---

[65] http://www.ncbi.nlm.nih.gov/pubmed/24284436, accedido el 25 de junio de 2014.

[66] http://www.nutritionj.com/content/12/1/86, accedido el 25 de junio de 2014.

Cuando trabajé con Robert, él era un estudiante de tiempo completo y un aspirante a tri-atleta profesional. Robert estaba buscando una ventaja y decidió intentar el programa de La revolución de 22 días. En un sólo día su digestión mejoró. También durmió mejor esa noche. ¡Eso le hizo pensar que podría estar en algo especial! En el lapso de una semana, Robert estaba experimentando tiempos de recuperación más cortos después de sus entrenamientos, y una energía sostenida durante los entrenamientos más largos. Para el día veintidós, decidió que tenía que compartir este estilo de vida con su familia y con todos sus amigos (a excepción de los que compitieron contra él).

LAS VACACIONES DE LA REVOLUCIÓN DE 22 DÍAS

No te tomes vacaciones de tu revolución: ¡toma las vacaciones con ella! Irte de vacaciones no significa que tengas luz verde para complacerte y renunciar al ejercicio. De hecho, es todo lo contrario. Las vacaciones te dan el tiempo y el espacio para reprogramarte y relajarte. Así que concéntrate en tus hábitos y recupera tu esencia cuando estés de vacaciones. ¡También es un buen momento para ensayar algunos ejercicios nuevos en unas vacaciones relacionadas con el acondicionamiento! Piensa en ello: me encanta hacer ejercicio, así que, ¿por qué no incorporar actividades físicas divertidas en unas vacaciones?

Tener un poco de previsión para elegir tu destino luego de examinar cada uno de ellos, así como el acceso a un gimnasio, puede ser útil. También puedes adaptar tu destino para satisfacer tus necesidades de acondicionamiento; por ejemplo, elegir un lugar dónde puedas correr o andar en bicicleta, o un resort con clases de yoga.

ELIGE UN HOTEL CON OPCIONES DE ACONDICIONAMIENTO. Si viajas por negocios o por placer, elige un resort o un hotel que atienda a personas activas para que puedas ponerte en movimiento. Muchos lugares ofrecen un gimnasio, yoga, y alquiler de bicicletas.

VISITA UN PARQUE NACIONAL. Si lo tuyo es el senderismo, el ciclismo y otras actividades, y eres una persona emprendedora, hay parques en todo el país esperando a que los explores. En los Estados Unidos, puedes comprar incluso un Pasaporte de

Parques Nacionales: tu familia se divertirá acumulando sellos cada vez que visitas un nuevo parque nacional.

PASEA EN BICICLETA. Los amantes del ciclismo pueden disfrutar de unas vacaciones increíbles recorriendo en bicicleta muchos caminos y senderos en Estados Unidos, La Red puede ayudarte a trazar tus distancias diarias y encontrar alojamiento para alojarte en pintorescos pueblos a lo largo del camino: http://www.railsoltrails.org

APRENDE ALGO NUEVO. ¿Alguna vez has intentado practicar *stand-up paddleboarding*, surf, buceo, yoga o tenis? Estas actividades combinan deporte y diversión. Y si estás listo para un nuevo pasatiempo activo, comprometerte a una semana o más de alguna actividad te hará un profesional en muy poco tiempo.

VACACIONA CON UN GRUPO DE TOUR ACTIVO. En lugar de un crucero, si te gustan los tours, elige uno que esté tan interesado en los deportes como lo estás tú. Encontrarás paseos en bicicleta, retiros de yoga, excursiones de senderismo o viajes de buceo; busca un tour que pueda ofrecerte una excursión de varios días. Hay un tour para casi todas las actividades y para la mayoría de los presupuestos. No sólo la pasarás muy bien, sino que al comprometerte con tu actividad durante un período prolongado de tiempo, mejorarás tu nivel y regresarás más en forma que nunca.

15

ACELERA TU PÉRDIDA DE PESO

CADA PERSONA EN EL PLANETA puede beneficiarse de una dieta a base de plantas: si tienes un peso corporal saludable, como lo tuve yo cuando decidí alimentarme a base de plantas, aún así obtendrás beneficios en materia de salud si comes plantas. Para las personas que tienen que perder más de treinta libras, el programa acelerado les ayudará a perder peso y a examinar esos hábitos que no son saludables. Comer plantas es la mejor manera de perder ese peso y de *mantenerlo a raya*.

Antes de empezar, me gustaría repasar algunas definiciones sobre el peso. Escuchamos a menudo las palabras "sobrepeso" y "obeso", así que vamos a aclarar esto. Según los CDC, si tienes sobrepeso, tienes demasiado peso para tu estatura, y ese peso proviene de la grasa, los músculos, huesos, agua, o una combinación de estos. Si eres obeso, tienes exceso de grasa corporal. Tanto el sobrepeso como la obesidad provienen de comer demasiada comida. Si tienes sobrepeso u obesidad, has estado consumiendo más calorías en las comidas y refrigerios de las que has estado quemando con tus actividades diarias, probablemente por un largo tiempo.

Si quieres perder peso, debes consumir menos calorías y quemar más, probablemente por un largo tiempo. En un mundo que exige resultados inmediatos, la idea de que el verdadero cambio requiere de un tiempo real puede ser aterradora. Pero si quieres un cambio real y duradero, estoy aquí para decirte que es posible, siempre y cuando te comprometas.

La vía rápida funciona al enseñarte a comer menos y al animarte a participar más en tu acondicionamiento físico. Es importante entender que el peso aumenta de libra en libra, y esta es también la manera en que lo pierdes: libra por libra. Mientras más peso hayas ganado en los últimos años, más tiempo tardarás en eliminar ese peso de tu cuerpo. ¡La pérdida extrema de peso requiere de un compromiso! Cuando tienes que bajar treinta, cincuenta, o incluso cien libras, sabes de antemano que el camino será largo. Es por eso que te invito a comprometerte realmente. Para realmente llegar hasta el final, tienes que implementar el trabajo duro y necesario para alcanzar tu meta y luego seguir el programa en cuerpo y alma.

Mientras más duro trabajes y más te comprometas, más rápido llegarás allí, y es más probable que sigas adelante.

Estamos muy condicionados a prestar atención a los riesgos frente a las recompensas. Si nos arriesgamos a algo —por ejemplo, si decidimos hacer un gran cambio en nuestras vidas que requiera una gran cantidad de energía y de conciencia— queremos saber que seremos recompensados. Así que si decides perder cincuenta libras y pasas una o dos semanas con un estilo de alimentación completamente diferente, mientras más rápido pierdas peso, más motivado estarás para mantener ese cambio. Estarás más motivado para permanecer comprometido.

Si tienes que bajar más de 30 libras, necesitas comprometerte al 100 por ciento. Cuando tienes que bajar cinco o diez libras, incluso si estás perdiendo solo una o dos libras por semana, llegarás allí rápidamente. Perder más peso requiere más tiempo, y se necesita un mayor esfuerzo. Pero la recompensa es *enorme*. El impulso de energía que obtendrás, el aumento en la confianza que sentirás: confía en mí. Valdrá la pena.

Es por eso que el programa de la vía rápida requiere de tu participación plena. Quiero que veas los resultados para que permanezcas motivada. No quiero que trabajes duro durante dos semanas, y que luego te desilusiones porque los resultados no son lo suficientemente drásticos para ti.

Si quieres grandes resultados, haz un gran compromiso.

CÓMO ACELERAR

Acelera tus menús

- **Reemplazo de comidas.** Si quieres desafiarte aún más a ti misma, o si tienes que bajar más de 30 libras, reemplaza la cena o el desayuno con un batido un par de veces por semana (mira las recetas de mis combinaciones favoritas en el Capítulo 18). ¿Por qué la cena o el desayuno? Según mi experiencia, el almuerzo es una comida que la mayoría de las personas puede seguir teniendo. A la hora del almuerzo, todos somos generalmente muy conscientes de lo que comemos, y tenemos la mejor disposición para adherirnos a directrices saludables. Mientras tanto, la cena es la única comida en que las personas se exceden por lo general. Y el desayuno, porque es la comida que se suelen saltar, quedando en una situación terrible para el almuerzo y la cena.

- Como reemplazo de una comida, prueba una proteína en polvo 22 Days Nutrition en uno de los batidos, o come una barra 22 Days para un alimento fácilmente disponible. Ambas tienen una increíble cantidad de proteína en deliciosos y satisfactorios sabores que potenciarán tu pérdida de peso. ¡Si vas a acelerar, decide si vas a reemplazar la cena o el desayuno, y luego sigue con el plan!

- Para un enfoque más agresivo, o si tienes que bajar más de 50 libras, potencia aún más tu pérdida de peso reemplazando tu cena con un jugo verde al menos cuatro veces por semana. Comienza el día con un batido para el desayuno, almuerza siguiendo el plan de alimentación, y luego bebe tu jugo verde favorito en la noche. Añade una sesión de cardio de 30 a 45 minutos, y verás resultados increíbles de hasta 1 libra por día.

- **Cambia los carbohidratos.** Como ya lo sabes, el programa de los 22 Días significa adoptar los carbohidratos y apuntar a una proporción de 80/10/10 de carbohidratos, proteínas y grasa. Si tu meta es perder una cantidad significativa de peso, cambia las comidas y consume la opción más densa y concentrada de carbohidratos al almuerzo y no en la cena. Tu cuerpo utilizará sus propios recursos (¡depósitos de grasa!) para la digestión y la reparación durante la noche, en lugar del combustible a base de carbohidratos que consumes normalmente en la cena.

■ **Ayuno intermitente.** ¿Tienes que bajar más de 50 libras? Ensaya el ayuno intermitente.[67] Bien sea que se trate de saltarnos comidas de vez en cuando o cada dos días, ya lo estamos practicando y ni siquiera lo sabemos. Se llama dormir; por lo que tu primera comida del día se llama des-*ayuno*. El ayuno intermitente te hace prolongar el período de ayuno. Por más de 80 años, los médicos y científicos han estado explorando los beneficios de reducir las calorías cuando nos saltamos las comidas. En resumen, no tengas miedo de saltarte una comida aquí y allá si estás preparada para el desafío añadido, y para los mayores beneficios que puede ofrecer una ingesta calórica reducida.

Consulta con tu médico antes de comenzar este u otro programa para perder peso.

Acelera tu acondicionamiento físico

■ **Cardio.** Para aumentar tu pérdida de peso, debes aumentar el ejercicio. Utiliza el capítulo del acondicionamiento al máximo de tu capacidad. Asegúrate de sudar, haciendo cardio por 45 a 60 minutos, seis días por semana, incluso si es sólo una caminata a paso ligero.

■ **Haz un plan y adhiérete a él.** Una de las dificultades más comunes que tienen mis clientes para hacer ejercicio es encontrar el tiempo en sus agendas apretadas para ir al gimnasio de manera consistente. Personalmente me encanta ejercitarme por la mañana, porque es el único momento del día en que puedes seguir haciéndolo con solo levantarte más temprano, mientras que por la tarde o por la noche, los entrenamientos pueden descarrilarse fácilmente debido a una vida ocupada y a

---

[67] http://www.independent.ie/life/health-wellbeing/health-features/la manera rápida de perder peso, vivir saludable y combatir el envejecimiento-30605034.html, accedido el 13 de octubre de 2014.

horarios agitados de trabajo. Si quieres ser consistente y has tenido dificultades para sacar el tiempo, es muy sencillo: despiértate una hora antes.

- **La intensidad importa.** La mejor manera de ver resultados con rapidez es hacer que tus entrenamientos sean rápidos y explosivos. Se ha descubierto que los entrenamientos intensos y cortos ofrecen los mejores resultados. Así que haz rápidamente tus entrenamientos tomando menos descansos y haciendo ejercicios que combinen varios grupos de músculos, como los movimientos sugeridos en el capítulo Revolución del acondicionamiento físico (página 213).

QUINTA PARTE

REVOLUCIÓN PARA LA VIDA:

Recetas y motivación para el día 23 y más allá

16

DESPUÉS DE LOS 22 DÍAS

UNA VEZ QUE ESTÉS ACOSTUMBRADO a comer alimentos provenientes de la tierra, la dieta será algo en lo que ya no tendrás que pensar. El trabajo duro en este programa es cambiar tus hábitos de comer de manera inconsciente alimentos procesados durante el día para comer de manera consciente alimentos a base de plantas. Una vez que las plantas sean tu hábito, ¡el viaje será muy fácil! Eso es porque la naturaleza es sabia. Los alimentos a base de plantas están perfectamente diseñados para sostenernos. Cuando sigas los menús diarios de este programa, no tendrás que contar calorías o macronutrientes, debido a que el equilibrio adecuado está integrado en los menús. Eso entrenará tu cuerpo para acostumbrarse a la forma en que realmente se siente al consumir los alimentos adecuados.

Después de completar el programa, estarás lista para llevarlo al siguiente nivel, y aún así no tendrás que contar calorías o macronutrientes. Cuando sepas que tus hábitos se han transformado, comer una variedad de plantas te dará naturalmente el equilibrio saludable del 80-10-10, y escuchar tus señales internas te impedirá comer demasiado en las comidas. ¡La pérdida de peso sostenible será inevitable!

Tienes el poder de personalizar los menús para que el programa funcione para ti. Algunas personas se dedican a consumir alimentos a base de plantas a largo plazo, porque quieren seguir recibiendo los beneficios día a día. Algunas personas se adaptan de nuevo al consumo de pescado o de proteínas magras además de las plantas. ¡Algunas personas usan el reto para hacer ajustes en cualquier momento que quieren sentirse bien!

PARA UN MEJOR RESULTADO, TOMA MEJORES DECISIONES

¿Cuántas personas conoces que pierdan diez libras diez veces durante el año? Ese tipo de altibajos indica que su enfoque tiene algo insostenible. El objetivo no es perder diez libras una y otra vez, sino crear los hábitos que te ayudarán a llegar y a permanecer allí. Has pasado 22 días comiendo la mejor comida que el planeta tiene para ofrecer, y hoy, vas a tomar una decisión sobre qué hacer mañana.

¿Quieres resultados duraderos? ¿O quieres que las cosas vuelvan a ser como eran antes?

Einstein dijo de manera brillante: La definición de la locura es hacer la misma cosa una y otra vez y esperar resultados diferentes. ¿Por qué tus dietas del pasado no han tenido un impacto? ¿Por qué existen las dietas yo-yo? Porque sigues haciendo lo mismo. Subes y bajas de peso. Por supuesto que eso no va a funcionar. Cada conjunto de acciones tiene un resultado. ¿La antigua manera de hacer las cosas funcionó para ti? Si la respuesta es no, te debes a ti mismo encontrar una manera más eficaz.

Esta vez, ensaya un camino diferente. Adopta tus nuevos hábitos saludables y sigue el programa para hacerlos permanentes y ver esos resultados sostenibles. Y cuando sientas ese impulso interior de desviarte del camino correcto, lo notarás de inmediato, porque estarás en sintonía con tu cuerpo y con tus necesidades. Dirás, "Este es el lugar donde solía hacer un giro equivocado, cada vez".

Así que vas a permanecer en tu carril, porque la salud y la felicidad están más adelante.

17

BATIDOS SUBLIMES

LOS BATIDOS CONSTITUYEN UN GRAN desayuno, y son un reemplazo perfecto de una comida cuando estás tratando de acelerar tu pérdida de peso (ver Capítulo 13 para más detalles) o alimentándote a base de plantas para mantener un peso saludable a largo plazo.

Para cada uno, combina todos los ingredientes en una licuadora y mezcla hasta que estén suaves.

Batido verde magro

4 tallos de col rizada

1 puñado de espinacas

1 banano congelado

2 manzanas verdes

el jugo de 1 limón

Batido de proteína Popeye

1 puñado de espinacas

1 banano congelado

1 cda. de mantequilla de almendras

2 cucharadas de proteína en polvo 22 Days a base de plantas

2 tazas de leche de almendras

Gimnasio

2 cucharadas de proteína en polvo 22 Days a base de plantas (chocolate)

2 tazas de leche de almendras

1 banano congelado

Recuperar y reparar

2 cucharadas de proteína en polvo 22 Days a base de plantas (vainilla)

2 tazas de agua de coco

1 taza de arándanos azules congelados

▲ 1 cda. de aceite de linaza

Máquina verde

2 cucharadas de proteína en polvo 22 Days a base de plantas (vainilla)

1 puñado de col rizada

1 puñado de espinacas

1 banano congelado

3 dátiles sin semilla

2 tazas de leche de almendras

Sueño de chocolate

2 cucharadas de proteína en polvo 22 Days a base de plantas (chocolate)

2 tazas de leche de almendras (chocolate)

1 cda. de mantequilla de almendras

1 taza de hielo

Conciencia verde

2 cucharadas de proteína en polvo 22 Days a base de plantas (vainilla)

2 tazas de leche de almendras

1 puñado de espinacas

1 banano congelado

1 cda. de mantequilla de almendras

Poder tropical

2 cucharadas de proteína en polvo 22 Days a base de plantas (vainilla)

2 tazas de leche de almendras

½ taza de mango congelado

½ taza de melocotones congelados

S'mores

2 cucharadas de proteína en polvo 22 Days a base de plantas (chocolate)

2 tazas de leche de almendras

6 galletas graham veganas (o ½ taza de granola casera)

1 banano congelado

Creamsicle de naranja

2 cucharadas de proteína en polvo 22 Days a base de plantas (vainilla)

2 tazas de leche de almendras (vainilla)

½ naranja congelada

1 banano congelado

Mantequilla de maní y banano

2 cucharadas de proteína en polvo 22 Days a base de plantas (vainilla o chocolate)

2 tazas de leche de almendras

1 banano congelado

2 dátiles pequeños, sin semilla

1 cda. de mantequilla de maní

1 cda. de semillas de chía

Creación imaginación

2 cucharadas de proteína en polvo 22 Days a base de plantas (chocolate o vainilla)

2 tazas de sustituto de leche favorito (incluyendo agua y agua de coco)

2 tazas de vegetales de hojas verdes

2 tazas de fruta congelada

Batido de proteína sobre la marcha

¿Estás deprisa? No hay problema. Viértelo en una taza portátil y llévalo contigo para un batido repleto de proteínas.

2 cucharadas de proteína en polvo 22 Days a base de plantas (chocolate)

2 tazas de leche de almendras

1 banano congelado

1 cda. de mantequilla de girasol

18

MÁS COMIDAS DE LA REVOLUCIÓN

DESPUÉS DE TU REVOLUCIÓN DE 22 días, una vez que hayas adquirido el hábito de mantener tu hogar abastecido con frutas y vegetales frescos, una vez que hayas experimentado lo satisfactoria que es la alimentación a base de plantas, querrás seguir adelante. Así que hemos reunido una colección de los clásicos de nuestra familia para mantenerte inspirado en la cocina, desde una abundante avena, hasta una leche de almendras casera, desde rellenos de sándwiches hasta fideos con un toque tailandés...

Desayuno, almuerzo, cena y refrigerios: comer plantas sabe tan bien como te hace sentir.

Estas recetas son algunas de mis favoritas, del libro de cocina de mi familia para la tuya.

Avena con canela y trozos de manzana

1 PORCIÓN

INGREDIENTES:

½ taza de avena seca

½ manzana Fuji pequeña, pelada y cortada en cubitos

⅔ de taza de leche de almendras

⅓ de taza de agua

1 cda. de mantequilla de almendras

1 cdta. de linaza molida

▲ 4 almendras picadas

1 pizca de canela

1. Vierte la leche de almendras, el agua, la mantequilla de almendras, las almendras picadas y la avena en una olla pequeña a fuego medio-bajo. Hierve a fuego lento, revolviendo con frecuencia.

2. Agrega los cubitos de manzana cuando la harina de avena empiece a espesar, y revuelve ocasionalmente.

3. Retira del fuego y sirve.

4. Rocía con linaza molida y una pizca de canela.

Muesli

8 PORCIONES

INGREDIENTES:

3⅔ tazas de copos de avena sin gluten

½ taza de arándanos rojos secos

⅓ de taza de pasas doradas

⅓ de taza de semillas de girasol

▲ ⅓ de taza de semillas de calabaza

▲ ⅓ de taza de almendras tajadas

¼ de taza de nueces picadas

▲ ¼ de taza de anacardos picados

½ cdta. de canela molida

1. Precalienta el horno a 350°F.

2. Vierte la avena en una bandeja para hornear y hornea por 5 minutos o hasta que esté dorada.

3. Retira y deja enfriar completamente.

4. Mezcla todos los ingredientes en un tazón grande, y guarda en un recipiente hermético (los frascos de vidrio son ideales) hasta el momento de comer.

5. Puedes disfrutarla con tu bebida de nueces favorita y acompañar con fruta fresca y linaza molida.

Leche de almendras

En casa utilizamos la leche de almendras en muchísimas recetas, incluyendo nuestra avena para el desayuno. Después de probar todos los productos comerciales disponibles, decidí que trataría de hacer mi propia versión... ¡Resulta que me encanta, y el proceso es muy agradable! Menos residuos, sin aditivos innecesarios, menos azúcar, mejor para el planeta, y lo más importante... ¡mejor para mis hijos, y también les encanta!

LO QUE NECESITAS:

Bolsa o estopilla para la leche de nueces

Licuadora

Un tazón grande

INGREDIENTES:

▲ 2 tazas de almendras crudas

7 tazas de agua

2 dátiles medjool grandes y sin semilla, o 2 cdas. de jarabe de arce orgánico

1 vaina de vainilla (entera, y luego picada) o 1 cdta. de vainilla

1 pizca de sal marina fina para realzar el sabor

1. Coloca las almendras crudas en un tazón, cubre con agua y remoja desde la noche anterior (de 8 a 12 horas).
2. Lava y escurre las almendras y colócalas en la licuadora con el resto de los ingredientes (incluyendo el agua).
3. Licúa a la velocidad más alta hasta que esté suave (por lo general, un minuto y medio aprox.).
4. Vierte la mezcla en la bolsa mientras la sostienes sobre un tazón.
5. Presiona suavemente la bolsa para extraer la leche y repite hasta exprimirla toda.
6. Vierte la mezcla en frascos de vidrio y guarda en el refrigerador hasta por cinco días. La mezcla se separará al asentarse; agita bien antes de usar.
7. ¡No tengas miedo de experimentar hasta que descubras tu propia receta perfecta!

Mejor que la ensalada de atún

6 PORCIONES

INGREDIENTES:

- 1 taza de almendras crudas
- 2 tallos de apio
- 1 diente de ajo, finamente picado (opcional)
- 2 cdas. de mayonesa vegana
- 1 cda. de jugo de limón fresco
- 1 cdta. de mostaza
- 1 pizca de sal marina
- 1 pizca de pimienta fresca molida

1. Remoja las almendras desde la noche anterior en un recipiente con agua. Escurre y enjuaga.
2. Coloca las almendras en un procesador de alimentos hasta triturar bien. Vierte en un tazón.
3. Mezcla todos los ingredientes y revuelve hasta obtener una mezcla uniforme.
4. Coloca la mezcla sobre una cama de vegetales verdes (espinacas, col rizada, lechuga romana) y disfruta.
5. Puedes disfrutar también con una envoltura de lechuga o pan vegano de tu elección, acompañando con tomates y aguacate.

Tazón del Buda

2 A 3 PORCIONES

INGREDIENTES:

1 cabeza de brócoli

1 cabeza de coliflor

2 hojas de col rizada

1½ tazas de garbanzos cocinados (o de sus frijoles preferidos)

1 taza de arroz integral o quinua, cocinados

1 tomate ciruela

2 cdas. de tahini

1 limón

1 cdta. de levadura nutricional

Sal y pimienta al gusto

1. Cocina el brócoli, la coliflor y la col rizada ligeramente al vapor.
2. Coloca los vegetales en un recipiente y vierte cuidadosamente 1 porción de granos cocinados en un lado. Agrega los garbanzos y luego el tomate.
3. Rocía el aderezo de tahini, y añade sal, pimienta y levadura nutricional al gusto.

Pad Tai de vegetales

2 PORCIONES

INGREDIENTES:

- 1 calabacín mediano (en espiral)
- 2 zanahorias grandes (en julianas)
- 1 pimiento rojo (en rodajas finas)
- 3 cebollas verdes (en rodajas finas)
- 1 cabeza de brócoli (al vapor)
- 1 taza de frijoles mung germinados

ADEREZO:

- 1 diente de ajo picado
- ¼ de taza de mantequilla de almendras
- 1 lima
- 2 cdas. de aminos de coco (o de tamari bajo en sodio)
- 2 cdas. de jarabe de arce
- 1 cdta. de jengibre rallado
- 2 cdas. de agua
- ½ cda. de aceite de ajonjolí tostado
- 1 cda. de semillas de cáñamo sin cáscara
- 1 cda. de semillas de ajonjolí

1. Prepara los vegetales como se indica en la lista de ingredientes y vierte en un tazón grande. Revuelve para combinar.
2. Mezcla todos los ingredientes del aderezo en un procesador de alimentos o con la mano (batiendo).
3. Rocía los vegetales con el aderezo y luego con las semillas de ajonjolí y de cáñamo.

Calabacín salteado con piñones y albahaca

2 A 3 PORCIONES

INGREDIENTES:

3 calabacines grandes (en rodajas)

3 cdas. de piñones

½ cda. de aceite de oliva presionado en frío

4 hojas de albahaca fresca

2 dientes de ajo (picado)

1 cda. de alcaparras

1 cda. de vinagre balsámico

Sal y pimienta al gusto

1. Calienta una cucharada de aceite de oliva a fuego medio en una olla o sartén grande. Añade los calabacines y saltea hasta que estén dorados (tal vez debas hacer esto dos veces para dorarlos todos).

2. Mezcla el resto de los ingredientes en un tazón grande, excepto 1 hoja de albahaca, que utilizarás para adornar.

3. Cuando todos los calabacines estén dorados, revuelve con la mezcla y vierte de nuevo en la sartén. Mezcla bien por un minuto aprox. y luego pasa a un plato para servir.

4. Adorna con albahaca picada. Añade sal y pimienta al gusto.

Garbanzos al horno con vegetales verdes

2 PORCIONES

INGREDIENTES:

2 tazas de garbanzos cocinados

2 cdas. de aminos de coco

1 cda. de vinagre balsámico

½ cdta. de orégano

½ cdta. de romero

½ cdta. de jarabe de arce

3 tazas de vegetales verdes (de su elección)

½ aguacate, en cubos

1 tomate ciruela

1. Precalienta el horno a 375°F.
2. Mezcla todos los ingredientes en un tazón.
3. Coloca todos los ingredientes en una bandeja para hornear (cubierta con papel pergamino) y hornea por 20 minutos, revolviendo ocasionalmente.
4. Retira los garbanzos cuando tengan un color dorado y estén casi secos.
5. Sirve sobre una cama de vegetales y cubre con aguacate picado y tomate.

Aloo Gobi (Curry de papas y coliflor)

6 PORCIONES

INGREDIENTES:

1 cabeza de coliflor (cortada en pedazos del tamaño de un bocado)

2 papas medianas (en cubos)

1 cebolla (picada)

2 tomates Roma, picados

2 cdas. de aceite de coco

1 cda. de ajo picado

½ cdta. de cilantro

½ cdta. de cúrcuma

1 cda. de comino

¼ de cdta. de jengibre molido

¼ de cdta. de canela

¼ de cdta. de pimienta de cayena (o más al gusto)

½ cdta. de sal marina

1. Calienta el aceite a fuego medio en una sartén mediana.
2. Agrega la cebolla, el ajo, el cilantro, la cúrcuma, el comino, el jengibre molido, la canela, la pimienta de cayena y la sal marina.
3. Cocina por 1 minuto o hasta que la cebolla esté ligeramente dorada.
4. Agrega las papas, cubre y cocina de 7 a 10 minutos.
5. Añade la coliflor, reduce a fuego bajo y cubre. Revuelve de vez en cuando y cocina por 10 minutos más, o hasta que la coliflor y las papas estén tiernas.
6. Agrega el tomate cortado en cubitos y sirve.

Trozos de nueces crudas en copa de aguacate

4 PORCIONES

INGREDIENTES:

2 aguacates Haas partidos por la mitad (con la piel)

TROZOS DE NUECES:

2 tazas de nueces de nogal

1½ cdas. de comino

1 cda. de cilantro

2 cdas. de vinagre balsámico

1 cda. de aminos de coco

1 pizca de paprika

1 pizca de ajo en polvo

1 pizca de pimienta negra molida

INGREDIENTES PARA ACOMPAÑAR:

½ pinta de tomates cherry (1 paquete pequeño)

½ cda. de perejil seco en hojuelas

1 pizca de pimienta negra molida

1 pizca de sal marina

1 lima

1. Combina todos los ingredientes en un procesador de alimentos.
2. Pulsa varias veces hasta desmenuzar, asegurándote de no triturar en exceso.
3. Esparce la carne de nuez de manera uniforme sobre el medio aguacate (divido la carne de los tacos en 4 porciones iguales).
4. Pica los tomates y utiliza para cubrir.
5. Adorna con perejil, pimienta molida, sal marina, y jugo de limón.

Ensalada de quinua y frijoles colorados

3 A 4 PORCIONES

INGREDIENTES:

- 1 taza de quinua
- 1 taza de frijoles colorados
- 1 cebolla roja pequeña, finamente picada
- 1 cdta. de comino
- 1 cdta. de cilantro
- 1 zanahoria (en julianas)
- ½ cdta. de sal marina fina
- 1 pizca de pimienta negra molida
- 2 limones
- 2 cdas. de aceite de oliva extra virgen

1. Lava una taza de quinua en un colador fino, escurre, y transfiere a una olla mediana.
2. Agrega 2 tazas de agua y una pizca de sal. Hierve y cocina a fuego lento hasta que el agua se absorba y la quinua esté esponjosa (de 15 a 20 min).
3. Mezcla la quinua (fría) en un tazón con los frijoles, la cebolla y la zanahoria.
4. Mezcla el jugo de limón, el aceita de oliva, el comino, el cilantro, la sal marina y la pimienta en otro tazón.
5. Vierte el aderezo sobre la quinua y revuelve para cubrir uniformemente.

Rollitos de garbanzo

2 A 4 PORCIONES

INGREDIENTES:

1 cabeza de lechuga mantequilla

1 taza de garbanzos cocinados (y ligeramente triturados)

4 cucharadas de tahini

2 limones

1 cucharadita de aminos de coco

½ cda. de comino

¼ de taza de apio picado

1 cda. de perejil

sal y pimienta al gusto

1. Mezcla todos los ingredientes (excepto los garbanzos y la lechuga de mantequilla) en un tazón y bate hasta que estén suaves.
2. Vierte la mezcla sobre los garbanzos y revuelve para cubrir uniformemente.
3. Sirve la mezcla de garbanzos en una copa de lechuga, envuelve bien en un rollito y come con las manos.

Hummus casero

Cuando vamos a fiestas, llevamos un hummus y un plato vegetariano, y créanme, se han terminado antes de que las papas fritas tengan siquiera una oportunidad. No estoy seguro de que alguien sepa que el apio fresco y crujiente que está disfrutando puede ser útil para tratar el dolor de las articulaciones (reumatismo), que es bueno para la relajación y el sueño; y que tiene un montón de fibra que te mantiene "regular" y puede ayudar a controlar los gases intestinales. Las sustancias químicas del apio pueden disminuir los síntomas de la artritis, así como la presión arterial baja y el azúcar en la sangre, y ayuda a relajar los músculos. Y el pepino ofrece una serie de beneficios con cada bocado crujiente. ¡Ahora, esa es una fiesta con alimentos poderosos![68]

INGREDIENTES:

1¾ tazas de garbanzos cocinados (o una lata de 15 onzas), o ver abajo las instrucciones para cocinar 1 taza de garbanzos secos

¼ de taza del líquido de los garbanzos (en caso de usar garbanzos en lata, enjuaga y escurre, reservando ¼ de taza del líquido de la lata)

4 cdas. de jugo de limón

1 cda. de tahini

¼ de cdta. de sal marina, al gusto

1 pizca de paprika

4 tallos de apio

1 manojo de zanahorias baby

1 pepino grande

INSTRUCCIONES PARA COCINAR LOS GARBANZOS:

1. Remoja 1 taza de garbanzos desde la noche anterior en 4 tazas de agua para reducir el tiempo de cocción, o remoja con rapidez: cubre los garbanzos con agua, hierve por 2 minutos, retira del fuego y deja reposar de 1 a 2 horas.

2. Enjuaga y escurre, luego cubre con 3 tazas de agua fresca y sigue cocinando.

---

[68] http://www.webmd.com/vitamins-supplements/ingredientmono-882-CELERY.aspx?activeIngredientId=882&activeIngredientName=CELERY, accedido el 22 de julio de 2014.

3. Hierve el agua y los garbanzos, reduce el fuego, tapa y cocina a fuego lento, retirando la espuma y revolviendo ocasionalmente (los garbanzos remojados tardarán aproximadamente 1 hora para cocinar).
4. Los garbanzos estarán listos cuando estén tiernos.
5. Enjuaga, escurre y deja enfriar. (Rinde aproximadamente 2 tazas de garbanzos cocinados). Cuando los garbanzos estén fríos, guarda las sobras por unos días en el refrigerador, o hasta por 6 meses en el congelador.

INSTRUCCIONES PARA EL HUMMUS:

1. Vierte todos los ingredientes en una licuadora o procesador de alimentos, excepto el líquido de los garbanzos.
2. Licúa hasta que estén suaves y bien mezclados, y añade de a 1 cda. del líquido de los garbanzos hasta alcanzar la consistencia deseada.
3. Coloca en un plato para servir y espolvorea con una pizca de paprika.

Pan de zanahoria de Marilyn con glaseado

Me encanta cocinar y preparar alimentos frescos para mi familia y amigos, pero me encanta aún más cuando mi esposa Marilyn y mis hijos los hacen conmigo. Marilyn es fascinante de ver, porque nació con un don que le da la capacidad de transformar alimentos en platos increíblemente deliciosos, y por supuesto, saludables, de los cuales quisieras tener la receta.

INGREDIENTES:

1 taza de zanahoria finamente rallada

¾ de taza de leche de almendras con vainilla, azucarada

½ taza de jarabe de arce (agregue 1 cda. adicional si lo prefiere más dulce)

1 cda. de aceite de coco (tibio), o de aceite de canola (opcional)

2 cdas. de puré de manzana

1 cdta. de extracto de vainilla

½ cdta. de vinagre de sidra de manzana

½ taza de harina de arroz integral

½ taza de harina de avena sin gluten

¼ de taza de harina de tapioca

¼ de taza de harina de arrurruz

½ taza de harina de almendras

1 cda. de harina de linaza

1 cda. de semillas de chía molidas

2 cdtas. de levadura en polvo

½ cdta. de bicarbonato de soda

1 cdta. de canela molida

⅛ de cdta. de sal marina

¼ de taza de nueces de nogal picadas (opcional)

INGREDIENTES PARA EL GLASEADO:

▲ 1 taza de anacardos crudos, remojados, escurridos y enjuagados (o de nueces de macadamia)

1 cdta. de jugo de limón

2 cdas. de jarabe de arce, (añada más si lo prefiere más dulce)

¼ de taza de leche de almendras con vainilla, azucarada

INSTRUCCIONES PARA EL GLASEADO:

1. Mezcla todos los ingredientes en una licuadora o procesador de alimentos hasta que estén suaves, agregando agua si es necesario, y guarda en el refrigerador hasta que los vayas a utilizar.

INSTRUCCIONES:

1. Precalienta el horno a 350°F y engrasa ligeramente un molde rectangular (de 8 por 4 pulgadas) o un molde redondo de 8 pulgadas para tortas.

2. Mezcla la leche de almendras, el jarabe de arce, el aceite, el puré de manzana, la vainilla y el vinagre de sidra de manzana en un tazón. Deja a un lado mientras preparas los ingredientes secos. Si vas a utilizar el aceite de coco, asegúrate de que los ingredientes húmedos estén a temperatura ambiente para evitar que el aceite se endurezca.

3. Combina la mezcla de harina sin gluten, la harina de almendras, la harina de linaza, las semillas de chía, el polvo de hornear, el bicarbonato, la canela y la sal en otro tazón.

4. Vierte los ingredientes húmedos sobre los secos y revuelve bien. Incorpora las zanahorias y las nueces de nogal (u otra nuez de tu elección).

5. Vierte en el molde cubierto con papel pergamino y hornea por 50 minutos aprox., o hasta que al insertar un cuchillo en el centro este salga limpio. Retira la sartén del horno y deja enfriar antes de transferir el pan a una rejilla. Deja enfriar por completo (por una hora), luego corta y sirve. Rinde para 12 porciones aprox.

6. Si vas a utilizar un molde para tortas, hornea de 40 a 45 minutos. Retira el molde del horno y deja enfriar antes de transferir el pan a una rejilla. Cuando esté completamente frío, esparce el glaseado, rebana y disfruta. (Para hacer un pan con dos capas, simplemente duplica la receta y divide la masa uniformemente en dos moldes para tortas).

7. Si tienes algunas sobras (lo que por lo general no suele suceder en mi casa), guarda en un recipiente hermético a temperatura ambiente por unos pocos días, en el refrigerador hasta por una semana, o en el congelador por sólo unos pocos meses. Las rebanadas se deben envolver individualmente con plástico para congelar, o con papel pergamino y en bolsas para congelar.

receta continúa

8. Disfruta de una porción o dos para el desayuno o como refrigerio. ¡Este pan de zanahoria es sencillo, sano, nutritivo y delicioso! Para una receta más ligera, hazla sin nueces y reserva el glaseado para ocasiones especiales. También puedes utilizar esta receta para hacer otras variaciones. He ensayado los *muffins* de zanahoria con esta mezcla en lugar de hacer una torta o un pan, y un pan de calabacín sustituyendo simplemente las zanahorias por este vegetal. ¡Sé creativo!

Pan sustancioso multigranos de Marilyn

¿Cómo puede un pan ser tan bueno y no tener gluten? Debido a que hay una gran cantidad de harinas que son fabulosas cuando se combinan en las proporciones adecuadas. Aquí, utilizamos la mezcla especial de Marilyn de harina de quinua, harina de arroz integral, harina de avena sin gluten, y otras... ¡pruébalo y nota la diferencia!

INGREDIENTES:

- 1 taza de agua (tibia)
- 2 ¼ cdas. de levadura seca activa
- 2 cdtas. de azúcar de caña sin procesar
- 1 taza de leche de almendras sin azúcar (tibia)
- 1 cda. de aceite de canola (o de cártamo para altas temperaturas)
- 2 cdas. de vinagre de sidra de manzana
- 1 taza de harina de quinua
- ½ taza de harina de arroz integral
- ½ taza de harina de avena sin gluten
- ½ taza de harina de arrurruz
- ½ taza de almidón/harina de tapioca
- 2 cdas. de harina de almendras
- 4 cdas. de semillas de chía molidas
- 1 cda. de harina de linaza
- 1 cdta. de levadura en polvo
- ½ cdta. de bicarbonato de soda
- ½ cdta. de sal
- 2 cdas. de semillas de calabaza (opcional)
- 2 cdas. de semillas de girasol (opcional)

INSTRUCCIONES:

1. Mezcla el agua tibia con la levadura y el azúcar en un recipiente y deja que haga espuma, de 5 a 10 minutos aprox. A continuación, añade la leche de almendras, el aceite y el vinagre de sidra de manzana caliente y reserve.
2. Mezcla todos los ingredientes secos en otro tazón y bate bien.

receta continúa

3. Vierte los ingredientes húmedos sobre los secos y mezcla bien. Incorpora suavemente las semillas de calabaza y de girasol u otras semillas/nueces de tu elección.

4. Vierte la mezcla en un molde para pan forrado (de 8 por 4 pulgadas), con el dorso de una cuchara para presionar suavemente y alisar la parte superior de la masa. También puedes espolvorear avena y/o semillas sin gluten sobre la barra de pan.

5. Cubre el molde con un paño de cocina o envoltura plástica y deja a un lado por 45 minutos aprox. para que la masa aumente en volumen. Comprueba el pan después de 30 minutos y retira el paño o la envoltura para permitir que la masa alcance todo su volumen.

6. Precalienta el horno a 350ºF.

7. Hornea el pan por 50 minutos aprox.

8. Retira el molde del horno y deja enfriar antes de transferir el pan a una rejilla. Deja enfriar completamente antes de rebanar. Rinde para 14 porciones aprox.

9. Guarda las sobras de pan en un recipiente hermético a temperatura ambiente por unos pocos días, hasta por una semana en el refrigerador, o de 4 a 6 meses en el congelador. Las rebanadas se deben envolver individualmente con envoltura de plástico para congelar o en capas de papel pergamino en bolsas para congelar.

10. ¡Este pan sustancioso se puede disfrutar en cualquier momento del día! Cómelo al desayuno, tostado con mantequilla de almendras o simplemente con un poco de bayas y jugo fresco, o haz un sándwich utilizando tus ingredientes favoritos, como aguacate, hummus, berenjenas al horno, o una hamburguesa vegetariana con tomate, lechuga, etc. ¡Disfrútalo!

Mini muffins con chips de chocolate de Marilyn

A los niños les encanta esto, y me encanta que puedan disfrutar de un dulce que sea bueno para su salud. Estos pequeños bocados son un gran refrigerio para ti y tus pequeños.

INGREDIENTES:

1 taza de harina de avena sin gluten

½ taza de harina de almendras

½ taza de harina de mijo (o más harina de almendras)

4 cdas. de harina de linaza (o semillas de chía molidas)

½ cda. de bicarbonato de soda

1 pizca de canela

½ taza leche de almendras con vainilla, endulzada y tibia

5 cdas. de jarabe de arce

3 cdas. de puré de manzana

1 cda. de aceite de coco, tibio (o aceite de canola)

2 cdtas. de vinagre de sidra de manzana

1 cdta. de vainilla

¼ taza de chips de chocolate vegano

INSTRUCCIONES:

1. Precalienta el horno a 325°F y engrasa ligeramente una lata o tazas con forros para mini muffins.
2. Mezcla todos los ingredientes secos en un tazón.
3. Mezcla todos los ingredientes húmedos en otro tazón. Cuando viertas el aceite de coco, asegúrate de que los ingredientes húmedos estén a temperatura ambiente para evitar que el aceite de coco se endurezca.
4. Vierte los ingredientes húmedos sobre los secos y revuelve hasta tener una consistencia suave. Luego añade los chips de chocolate.
5. Vierte generosamente la mezcla en 12 moldes o copas para mini muffins y cubre con chips de chocolate extra (opcional).
6. Hornea por 30 minutos aprox., o hasta que al insertar un palillo este salga limpio. Retira del horno y deja enfriar. A continuación, transfiere los muffins a una rejilla para enfriar completamente.

receta continúa

7. Guarda en un recipiente hermético o en una envoltura de plástico a temperatura ambiente por unos días, o en el refrigerador por una semana. También puedes guardarlos en el congelador por unos meses.

8. Opción para muffins con brownie: Añade 2 cdas. de cacao en polvo al tazón con los ingredientes secos, y 2 cdas. de jarabe de arce al tazón con los ingrediente húmedos.

9. Disfruta de un muffin saludable y nutritivo para un desayuno liviano, ¡o como refrigerio!

Conclusión

¡COMIENZA TU REVOLUCIÓN HOY!

EL CAMBIO ES POSIBLE. EL cambio es continuo. El cambio tiene que empezar en alguna parte, y espero que la lectura de este libro te haya inspirado a comenzar aquí, ahora, y hoy. Debido a que es posible reinventarte a ti misma, mejorar la calidad de tu vida, y sentirte increíble todos los días.

Lo he visto una y otra vez. No importa quién seas, cuál sea tu perfil de salud en este momento, o cuáles sean tus hábitos; si quieres cambiar, puedes hacerlo. Solo tienes que decidirte a hacerlo y a saber que puedes hacerlo. ¿Qué es "hacerlo"? Comer plantas. Si has leído hasta aquí, ya has leído la parte científica. Ya has leído las historias de éxito. Ya has visto las recetas y espero que estés tentado.

Ahora quiero que pases de querer a hacerlo. De soñar, a lograr. De preguntarte cómo sería tener éxito al hecho de comenzar el proceso del éxito.

Escribí este libro porque sé que es un hecho que comer plantas revolucionará tu experiencia en este mundo y la hará más alegre, más significativa, más vital. Así que inténtalo. Inténtalo por una comida, por un día... y otro día... y otro. Hazlo por todos los 22 días. Mira lo que se siente al tener éxito.

Date el cambio —y la oportunidad— que te mereces.

GLOSARIO DE VITAMINAS CLAVE

VITAMINA A: La vitamina A te da dientes, huesos y piel sanos. La puedes encontrar en los vegetales de hojas verdes, el boniato, la zanahoria, los pimientos rojos, el melón y las frutas de color naranja oscuro.

VITAMINA B2: La vitamina B2, también conocida como riboflavina, es necesaria para el metabolismo energético, la visión normal y salud de la piel. Se encuentra en los vegetales de hojas verdes y en los granos enteros.

VITAMINA B12: La vitamina B12 es necesaria para producir nuevas células y es importante para la función nerviosa. No se encuentra comúnmente en los alimentos de origen vegetal.

VITAMINA C: La vitamina C (ácido ascórbico) es buena para la curación de heridas, dientes y encías saludables, para el metabolismo de las proteínas, la salud inmune y la absorción de hierro. Se encuentra en las coles de Bruselas, la col, la papa, la coliflor, los pimientos, los cítricos, el kiwi, los mangos y las fresas.

VITAMINA D: La vitamina D es importante para tener huesos y dientes sanos. Si recibes 15 minutos de luz solar cada día, ¡tu cuerpo puede producir vitamina D! De cualquier manera, comer hongos te ayudará a obtener esta vitamina. Ten en cuenta que tu cuerpo también necesita vitamina D para absorber el calcio. Si tienes alguna duda en cuanto a si estás recibiendo suficiente vitamina D a diario, habla con tu médico y/o busca un suplemento a base de plantas.

VITAMINA E: La vitamina E ayuda al cuerpo a producir glóbulos rojos. Come muchos vegetales de hojas verdes, granos enteros, aguacate, brócoli, espárragos, papaya, semillas y frutos secos.

VITAMINA K: La vitamina K es importante para la coagulación de la sangre, y ayuda a tu cuerpo a usar el calcio para fortalecer los huesos. La puedes encontrar en la col, la coliflor, y en todos los vegetales verdes.

BIOTINA: La biotina, también conocida como vitamina H, es necesaria para que tu cuerpo metabolice los macronutrientes para darte energía. También es útil para fortalecer el cabello y las uñas. La puedes encontrar en el chocolate, los cereales, las legumbres y los frutos secos.[69]

FOLATO: El folato (o ácido fólico) es necesario para la producción de ADN, y es especialmente importante para las mujeres embarazadas. Come muchos espárragos, brócoli, remolacha, lentejas y naranjas.

NIACINA: La niacina (vitamina B3) promueve una piel y unos nervios saludables. Elige vegetales de hojas verdes, aguacate, legumbres, frutos secos y papas.

ÁCIDO PANTOTÉNICO: El ácido pantoténico ayuda a metabolizar los alimentos que consumes, incluyendo tus fuentes de ácido pantoténico: aguacate, brócoli, legumbres, lentejas, hongos.

PIRIDOXINA: La piridoxina (vitamina B6) mantiene la función del cerebro, así que para poder pensar con claridad, come bananos, legumbres, nueces y granos enteros.

TIAMINA: La tiamina (vitamina B1) ayuda a tu cuerpo a transformar los carbohidratos en energía utilizable. Se encuentra en las legumbres, los frutos secos, las semillas y las arvejas.

---

[69] http://umshoreregional.org/health/medical/altmed/supplement/vitamin-h-biotin, accedido el 18 de agosto de 2014.

AGRADECIMIENTOS

"Este es un día maravilloso. Este nunca lo he visto".
—*Maya Angelou*

¡¡Estoy lleno de gratitud!! Hay personas sin las cuales no sería quien soy. Por esto, estoy eternamente agradecido A mi madre, gracias por enseñarme la importancia del trabajo duro y la perseverancia. Gracias a mi hermano Alfredo por su habilidad para manifestar sus sueños. A mi hermana Jennifer, gracias por su amor, su bondad, su positivismo y su dedicación. Gracias a mi abuela Mimi por mostrarme que se puede ser divertido, atrevido, amable y aventurero todo antes del mediodía, y a mi tío Paul gracias por encender la chispa que terminaría impulsando mis sueños.

Un agradecimiento muy especial para Jay y BB por una amistad única y por su amor y confianza en todo lo que hacemos. ¡¡Gracias!!

Este proyecto ha sido una colaboración que me deja honrado y agradecido.

Agradezco de todo corazón a mi maravilloso amigo y editor Raymond Garcia por creer y confiar en mis habilidades y por ensayar el Reto de 22 días antes de que fuera siquiera un concepto para un libro (como resultado perdió 65 libras).

Un agradecimiento muy especial para Sandra Bark por su mente tan curiosa y por ayudarme a convertir mis pensamientos en palabras, ¡gracias! Gracias de todo corazón a Jen Schuster por mantener la sonrisa mientras empujaba, ponía puntos y tachaba (ah, y además mientras quitaba algunos puntos de exclamación de más). Gracias Arlene, Ben, Nicole y Sydney por sus preciosos diseños y por su amabilidad. Un agradecimiento especial a mi gran amigo Marc Leffin por su amistad y su confianza. Y un agradecimiento muy especial para nuestro equipo de 22 Days Nutrition, por su trabajo y dedicación, por creer en que podemos hacer una diferencia.

Aprecio especialmente a los talentosos doctores que inspiraron lo mejor de mí y cuyo trabajo brillante empodera a millones en todo el mundo para lograr una salud óptima: Dr. Dean Ornish, Dr. Neal Barnard, Dr. Caldwell Esselstyn y Dr. Colin Campbell.

Por último, gracias de todo corazón a mis mejores amigos: Marilyn, Marco Jr., Mateo y Maximo por llenar mi vida de amor y por estar dispuestos a seguirme en esta jornada. ¡¡Los quiero con todo mi corazón!!

ÍNDICE